中国医学临床百家·病例精解

首都医科大学附属北京友谊医院

胃肠外科疾病
病例精解

张军 王今 尹杰 / 主编

科学技术文献出版社
SCIENTIFIC AND TECHNICAL DOCUMENTATION PRESS
·北京·

图书在版编目（CIP）数据

首都医科大学附属北京友谊医院胃肠外科疾病病例精解/ 张军，王今，尹杰主编. —北京：科学技术文献出版社，2020.4（2022.6重印）

ISBN 978-7-5189-5518-3

Ⅰ.①首…　Ⅱ.①张…　②王…　③尹…　Ⅲ.①胃肠病—外科学—病案—汇编　Ⅳ.① R656

中国版本图书馆 CIP 数据核字（2019）第 083721 号

首都医科大学附属北京友谊医院胃肠外科疾病病例精解

策划编辑：王梦莹　　责任编辑：李　丹　王梦莹　　责任校对：张吲哚　　责任出版：张志平

出　版　者	科学技术文献出版社
地　　　址	北京市复兴路15号　邮编 100038
编　务　部	（010）58882938，58882087（传真）
发　行　部	（010）58882868，58882870（传真）
邮　购　部	（010）58882873
官 方 网 址	www.stdp.com.cn
发　行　者	科学技术文献出版社发行　全国各地新华书店经销
印　刷　者	北京虎彩文化传播有限公司
版　　　次	2020 年 4 月第 1 版　2022 年 6 月第 2 次印刷
开　　　本	787×1092　1/16
字　　　数	148千
印　　　张	14
书　　　号	ISBN 978-7-5189-5518-3
定　　　价	98.00元

编 委 会

主编简介

张军，首都医科大学临床医学博士、教授，博士研究生导师，主任医师。国家消化系统疾病临床医学研究中心、首都医科大学附属北京友谊医院普外分中心胃肠外科副主任。

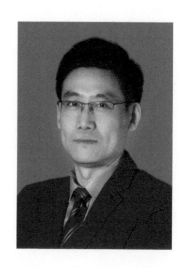

学术任职：中华医学会外科学分会胃肠外科学组委员；中华医学会北京分会外科专业委员会委员；中华医学会北京分会外科分会胃肠外科学组委员；中华医学会北京分会肠内外营养专业委员会委员；北京市卫生系统高层次卫生技术人才（"215人才"）学科骨干；国际胃癌协会会员；中国中西医结合学会普通外科专业委员会胃食管反流病专家委员会委员；北京肿瘤学会结直肠肿瘤专业委员会委员；全国临床医学专业学位案例评审专家；北京市自然科学基金评审专家。

专业方向：从事胃肠外科的临床和基础研究工作，在胃肠肿瘤的综合治疗、胃肠肿瘤的微创手术治疗及胃肠道良性疾病的微创治疗上有丰富经验，尤其在胃癌的诊断和治疗上造诣颇深，是国内知名专家。作为研究生导师，带领并完成了对多名博士和硕士研究生的培养。主持国家及省部级题 5 项，发表专业 SCI 论文十余篇及国家核心期刊论文三十余篇，参编全国高等医学院校教材《外科学》等多部书籍。

主编简介

王今，首都医科大学临床医学系医学博士，副教授，研究生导师，国家消化系统疾病临床医学研究中心普外分中心胃肠外科主任医师，首都医科大学附属北京友谊医院医疗保健中心外科副主任。

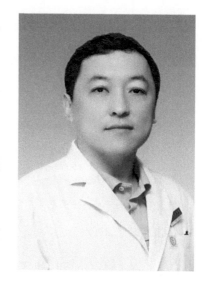

学术任职：中国医疗保健国际交流促进会结直肠癌肝转移治疗委员会委员；中国医师协会肿瘤规范化培训工作委员会结直肠专家组成员；国际外科、消化及肿瘤医师协会委员。

专业方向：从事普外科工作二十余年，擅长结直肠肿瘤的诊断与手术治疗，常年工作在临床第一线，临床经验丰富，专业知识全面，手术技术精湛，对于腹腔镜胃肠手术及消化道肿瘤的个体化综合治疗具有丰富的经验。

主编简介

尹杰，医学博士，首都医科大学附属北京友谊医院胃肠外科副主任医师。

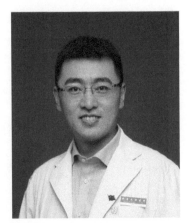

学术任职：中国医师协会外科医师分会上消化道外科医师委员会青年委员；中国医师协会外科医师分会胃肠道间质瘤诊疗专业委员会青年委员；中国抗癌协会胃癌专业委员会青年委员；中国研究型医院学会消化道肿瘤专业委员会青年委员；中国医疗保健国际交流促进会外科分会青年委员；北京抗癌协会青年理事会理事；国际胃癌学会会员。

专业方向：从事普外科工作十余年，擅长胃肠癌、胃肠道间质瘤、胃食管反流病的外科诊治。2017 年至 2018 年赴英国卡迪夫大学医学院肿瘤研究所访学，期间赴威尔士大学医院胃肠外科临床研习。主持国家及省部级课题 5 项，发表国际及中文核心期刊科研论文 20 余篇，参编多部普通外科学手术及病例相关书籍。

前　言

本书是在首都医科大学附属北京友谊医院普外科张军教授的倡导和提议下完成的，广泛搜集了胃肠外科领域的典型病例、疑难病例及围手术期并发症处理的成功案例。本书目的在于通过总结以往的病例，让更多青年医师对胃肠外科领域疾病、并发症处理有更加深刻的认识和理解，同时总结既往失败的经验教训供广大青年医生们参考和学习。受科学技术文献出版社的邀请和委托，由张军教授、王今教授领衔，邀请胃肠外科领域多位富有教学及临床经验的专家共同合作，以细致、认真、踏实的态度完成了本书的编写工作，全书结构完整、内容新颖、覆盖面广、图文并茂，针对胃肠外科领域中遇到的问题进行了翔实的描述及总结，同时结合各位专家同道的经验，期望为青年医师的成长提供帮助。

对于在编写过程中给予我们宝贵意见和建议的各位专家同道，以及参与本书后期制作完善的各位工作人员所做出的贡献，我们表示衷心的感谢。尽管本书编者都是多年工作在临床一线的医师，但基于现有的水平，书中难免存在不当之处，欢迎各位专家同道和读者批评指正。

目　录

001
食管胃结合部腺癌 Siewert Ⅱ型 / side overlap 一例

病历摘要

　　患者一般情况：女性，71岁。

　　现病史：患者1个月前无明显诱因出现呕血，为新鲜血液，同时伴有黑便，就诊当地医院，给予抑酸、补液、止血等对症处理，患者症状缓解。行胃镜检查示：贲门癌，慢性胃炎，食管炎，病理结果回报贲门中低分化腺癌。门诊以"贲门癌"收入院。患者自发病以来，体重减轻2 kg。

　　既往史：慢性支气管炎病史10年，未行正规治疗。肺结核病史5年，在专科医院治疗，具体用药不详，患者自述疾病已治愈。

查体：专科查体无明显阳性体征。

实验室检查：血常规：血红蛋白 113 g/L。

影像学检查

胸部低剂量平扫 CT：①双肺上叶继发性肺结核并肺内炎症可能，请结合临床建议进一步检查明确结核活动性；②双肺小结节，性质待定，建议动态观察；③双侧胸膜局限性增厚；④双肺钙化结节；⑤肺气肿；⑥纵隔淋巴结增大，建议动态观察；⑦胸椎改变，退行性改变？请结合骨科检查。

上消化道造影影像（图 1-1）：贲门及胃底小弯侧可见一不规则充盈缺损，大小约为 3.4 cm×1.0 cm，局部胃黏膜中断，考虑胃癌，请结合胃镜。

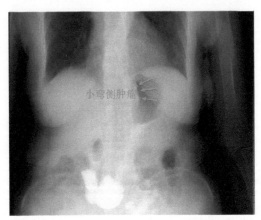

图 1-1　上消化道造影，箭头所示为胃小弯侧近贲门部不规则肿物

腹盆腔增强 CT（图 1-2，箭头所示为胃小弯侧近贲门部不规则肿物）：胃底贲门区局部胃壁增厚伴软组织肿块影，平扫 CT 值约为 45 HU，增强后明显均匀强化，动脉期及静脉期 CT 值分别为 116 HU、232 HU。邻近脂肪间隙密度稍高，小网膜囊区见多个小淋巴结，大者短径约为 0.5 cm。胃底贲门区肿块伴周围多发小淋巴结，考虑恶性肿瘤。

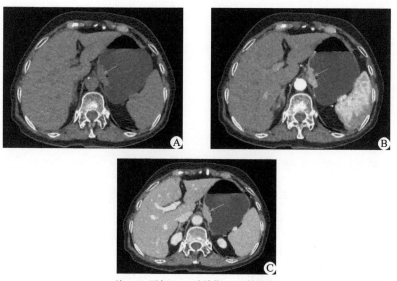

注：A. 平扫；B. 动脉期；C. 静脉期

图 1-2　腹盆腔增强 CT 影像不同时期

　　超声内镜（图 1-3）：齿状线距门齿 38 cm，贲门后壁可见一溃疡病变，大小约为 3 cm，中央覆污苔，病变口侧近齿状线，肛侧距齿状线 3 cm。病变呈低回声，侵及固有肌层，探查病变周边胃壁未见肿大淋巴结。

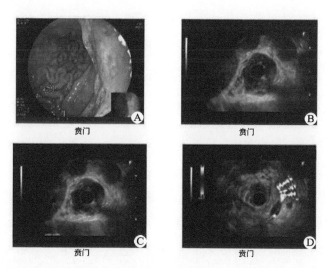

注：A. 白光胃镜，贲门直下可见 3 cm 溃疡；B、C. 超声影像显示病变呈低回声，起源于黏膜层，
　　侵及固有肌层（贲门）；D. 超声下病变胃壁周边未见明确肿大淋巴结

图 1-3　超声内镜

主要诊断: 食管胃结合部腺癌(Siewert Ⅱ型,$cT_2N_0M_0$,ⅠB期)。

其他诊断: 慢性支气管炎,肺气肿,陈旧性肺结核。

诊疗经过

术前检查准备情况

入院后积极完善相关术前检查及准备,有手术指征,未见明显手术禁忌,考虑食管胃结合部腺癌(Siewert Ⅱ型,$cT_2N_0M_0$,ⅠB期),未行新辅助放疗、化疗。

手术情况

患者取平卧分腿位,麻醉成功后,常规消毒、铺巾、盖膜。取脐孔下缘小切口切开皮肤(A孔),穿刺制造二氧化碳气腹至压力为12 mmHg,自A孔穿入10 mm trocar进镜探查:腹腔内无损伤、无出血。取左腋前线肋缘下切口(B孔)、左锁骨中线平脐(C孔),于B孔穿入12 mm trocar进器械探查:腹腔内无腹水,肝脏大小正常,边缘锐,肝浆膜面光滑未见结节。取右侧锁骨中线平脐(D孔)、右侧锁骨中线肋缘下(E孔),继续探查见小肠、结肠未探及异常,腹盆腔未见明确转移肿大淋巴结,探查胃壁未见浆膜受侵。根据探查情况及术前检查结果,拟行腹腔镜根治性近端胃切除术(R0,D2,食管胃吻合)。

手术步骤

腔镜下于胃大弯侧弓外切开大网膜,右侧至肝曲,左侧至脾曲,保留胃网膜右动静脉。肝下缘处切除小网膜,解剖肝十二指肠韧带,断扎胃右动静脉,清扫第5组淋巴结,分离解剖肝总动脉及胃左血管及其周围淋巴组织,解剖胃左血管,并断扎胃左动静脉,清扫第7

组淋巴结，切除胃小弯小网膜，解剖显露腹腔干，肝总动脉，肝固有动脉，脾动脉，清扫第 12 a、第 8、第 9、第 10、第 11 p 组淋巴结。切断胃脾韧带，清扫第 4 组淋巴结。上行解剖分离贲门左侧，清扫第 2 组淋巴结，解剖分离贲门右侧，清扫第 1 组淋巴结。打开膈肌角，暴露食管裂孔，充分游离下端食管，清扫下纵隔第 110、第 111 组淋巴结。距贲门上 3 cm 切断食管。腔镜下直线切割闭合器于胃中远部切断胃体，制成管状胃。

暂停气腹，扩大 A 孔进腹。取出切除之标本，见肿物位于贲门下，口侧紧邻齿状线，食道切缘距肿物约为 3 cm，置入直线切割闭合器行食管胃侧侧吻合（side overlap 吻合），如图 1-4 的 A ～ D 所示手术重建过程，经肝下食道吻合口旁及脾窝放置引流管两根，经 B、D 孔引出，清点器械纱布无误后，逐层关腹，结束手术，手术顺利，术中出血量 100 ml。

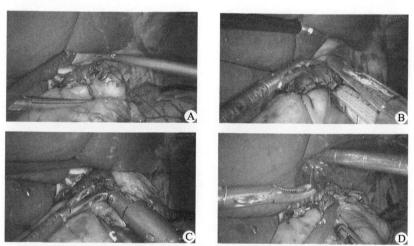

注：A. 食管后壁与残胃前壁间断缝合固定，以备吻合；B. 经残胃前壁、食管断端左侧缘切孔置入腔镜直线切割闭合器；C. 用直线切割闭合器将残胃前壁逆时针旋转与食管左侧壁吻合；
D. 倒刺缝线连续缝合关闭 SOFY 吻合口的共同开口

图 1-4　SOFY 吻合手术过程

术后病理

切除部分食管及部分胃：食管（长 1.0 cm，周径 3.5 cm）及部分胃（大弯长 10 cm、小弯长 4.0 cm，间距 5.5 cm），距食管断端 2 cm、胃断端 3.5 cm 小弯侧见一溃疡型肿物（3.2 cm×3 cm×1.2 cm）。另见一块 13.0 cm×4.0 cm×1.5 cm 网膜组织。

镜检结果（图 2-5）：食管胃连接处溃疡型中分化腺癌。癌瘤侵透肌层达浆膜下层。脉管内未见明确瘤栓。两侧手术断端未见癌残留。大网膜未见著变。大小弯侧未扪及肿大淋巴结。另送（第 1 组）淋巴结 3 枚、（第 2 组）淋巴结 5 枚、（第 3 组）淋巴结 9 枚、（第 7～第 9 组）淋巴结 5 枚、（第 4sa 组淋巴结）淋巴结 3 枚、（第 110 组）淋巴结 6 枚均未见癌转移；（第 4sb 组淋巴结）、（第 5 组淋巴结）、（第 111 组淋巴结）为纤维脂肪组织未见癌。

胃癌免疫组织化学染色：D2-40、CD34 及 CD31 示脉管、CK（+）、Ki-67 肿瘤（50%+）、P 53（-）、Desmin（显示断裂的肌层）、Mucin-6（小灶+）、Muc-5 AC（小灶+）、Mucin-2（-）、CD10（-）、CDX-2（部分+）、Vilin（+）、Gastrin（-）、Her-2（1+）。

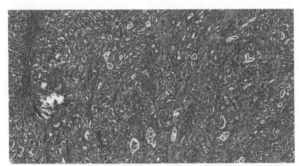

图 1-5　术后标本常规病理：中分化管状腺癌，HE，×100

最终诊断

胃食管结合部腺癌（Siewert Ⅱ 型，$pT_3N_0M_0$，Ⅱ A 期）。

术后情况

术后第 5 天排气排便，术后第 7 天上消化道造影显示吻合口未见明显狭窄或外溢征象，进流质饮食，于术后第 8 天出院。患者高龄，术后给予口服药物化疗，方案为：替吉奥单药口服。

病例分析

患者为老年女性，术前超声胃镜示病灶紧邻齿状线，口侧近齿状线，肛侧距齿状线 4 cm。胃镜病理提示贲门中低分化腺癌，属于食管胃结合部癌（Siewert Ⅱ型），术前决定行腹腔镜经腹手术切除病灶。

术中腹腔镜探查所见肿物位于胃食管结合部，口侧紧邻齿状线，病灶约 3 cm，且术前超声胃镜提示为 cT_2 期，术中探查未见肿瘤有浆膜侵犯，且未发现明显的淋巴结转移征象，结合患者高龄，肺气肿等相关合并症，遂于术中决定行腹腔镜根治性近端胃切除术（R0，D2，食管胃吻合）。

根据术前分期，本例病例考虑为进展期癌，术中见肿瘤可能侵犯齿状线，根据指南要求需要进行包括下纵隔淋巴结在内的 D2 淋巴结清扫。

日本学者 Yamashita 于 2017 年 7 月在《胃癌》杂志上提出 SOFY（Side Overlap with Fundoplication by Yamashita）吻合应用于胃食管结合部癌行近端胃切除术后食管胃吻合以预防术后反流和吻合口狭窄。该方法将食管胃吻合口的侧面与胃腹侧重叠，残余胃被固定在食管背面的膈肌脚上，其中食道和残余胃重叠的长度为 5 cm，然后将食道的右侧壁固定在胃壁上。

笔记

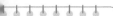
本例采用国际上最新的手术技巧——SOFY 吻合，有效地防止术后反流和吻合口狭窄。本例患者术后恢复顺利，无严重并发症发生。

病例点评

食管胃底结合部癌（Adenocarcinoma of the esophagogastric junction，AEG），因其独特的解剖和病理生理特征，在进行手术治疗中，无论是淋巴结的清扫、消化道的吻合重建均有一定困难。因此术后出现各种并发症的风险也较高。本例患者的治疗中，同样面对这类问题。在此次诊疗过程中，术中探查充分，淋巴结清扫彻底，术中采用近端胃切除，使得食管胃的吻合更确切，吻合口无张力，术后患者恢复顺利。近端胃切除术后出现反流的概率较高，患者生活质量较差。SOFY 吻合的应用可有效地防止术后反流和吻合口狭窄，是针对食管胃底结合部癌可以借鉴的一种手术方式。

002
腹腔镜下胃－十二指肠三角吻合一例

病历摘要

患者一般情况： 女性，63 岁。

现病史： 1 年前无明显诱因出现上腹部疼痛，呈阵发性绞痛，不伴放射痛，持续 20 分钟左右可自行缓解。2 周前上述症状加重，行胃镜检查提示胃角类圆形溃疡，大小为 1.0 ～ 1.5 cm，组织硬，于溃疡边缘周围取活检，病理提示胃印戒细胞癌。

既往史： 无特殊。

查体： 无明显阳性体征。

实验室检查：（血常规、血生化、肿瘤标志物等）无明显异常。

影像学检查

腹盆腔增强CT（图2-1）：未见明显异常。

胃镜检查（图2-2）：胃角类圆形溃疡，大小为1.0～1.5 cm，组织硬，于溃疡边缘周围取活检，病理提示胃印戒细胞癌。

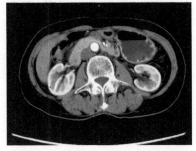
图2-1　腹盆腔增强CT影像动脉期

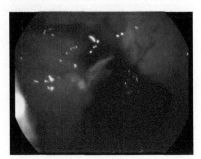
图2-2　胃镜检查

超声内镜（图2-3）：病变处胃壁5层结构消失，病变呈偏低回声，内部回声不均匀，局部突破浆膜层。病变扫查范围未见明确肿大淋巴结。

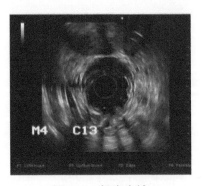
图2-3　超声内镜

胃镜病理：（胃角偏前壁）粟粒大幽门腺胃黏膜组织4块，呈活动性慢性炎，伴中度肠上皮化生及少量异常腺体，并见少量印戒样细胞，免疫组化：CK+，符合印戒细胞癌浸润。

初步诊断：胃癌（LM，$cT_{4a}N_0M_0$，ⅡB期）。

诊疗经过

入院后完善术前化验检查，实验室检查 CT 未见明显异常，胃镜提示胃角溃疡病变，病理提示印戒细胞癌，临床分期 $cT_{4a}N_0M_0$，拟于全麻下行腹腔镜根治性远端胃大部切除术。

手术情况

腹腔镜探查：常规消毒、铺巾、盖膜。取脐孔下缘小切口切开皮肤（A孔），穿刺制造二氧化碳气腹至压力为 12 mmHg，自 A 孔穿入 12 mm trocar 进镜探查：腹腔内无损伤、无出血。分别取左腋前线肋缘下切口（B孔）、左锁骨中线平脐（C孔）、右锁骨中线平脐（D孔）、右腋前线肋缘下切口（E孔），于 B 孔穿入 12 mm trocar 进器械探查：腹盆腔未探及明确转移灶，探查胃部前后壁，胃角处可疑占位。

术中胃镜定位：胃角靠后壁可见直径约 2 cm 溃疡型占位，浆膜层可疑侵犯，于浆膜进行病灶及远近切缘定位，浆膜面以 HemoLock 夹进行定位。胃体窦及其余部位均未见明显异常。拟行根治性远端胃大部切除术（R0，D2，Billroth Ⅰ式三角吻合）。

根治性远端胃大部切除术：摇体位后，经 B 孔以超声刀沿横结肠附着处切开胃结肠韧带，保留大网膜，右侧至结肠肝曲左侧至脾下极，于根部以塑料夹夹闭胃网膜左动静脉后切断，清扫第 4 组淋巴结（图 2-4）。剥离横结肠系膜前叶，解剖胃结肠静脉干，于根部以塑料夹夹闭胃网膜右动静脉后切断，清扫第 6 组淋巴结（图 2-5）。分离解剖胃右动静脉，于根部夹闭切断，清扫第 5 组淋巴结（图 2-6），沿胃右动脉解剖显露肝固有，肝总动脉，腹腔干，胃左血管，脾动脉，清扫第 7、第 8、第 9、第 12a、第 11p 组淋巴结（图 2-7）。沿肝下缘切除肝胃韧带，解剖贲门右侧及胃小弯，清扫第 1、第 3 组淋

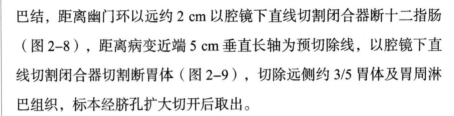

巴结，距离幽门环以远约 2 cm 以腔镜下直线切割闭合器断十二指肠（图 2-8），距离病变近端 5 cm 垂直长轴为预切除线，以腔镜下直线切割闭合器切割断胃体（图 2-9），切除远侧约 3/5 胃体及胃周淋巴组织，标本经脐孔扩大切开后取出。

腹腔镜下胃 - 十二指肠三角吻合术：于残胃及十二指肠断端切孔，置入腔镜下直线切割闭合器行十二指肠后外侧壁 - 残胃后壁侧侧吻合，胃及十二指肠切孔前缘以直线切割闭合器闭合，行胃十二指肠 Billroth I 式吻合（三角吻合）（图 2-10）。检查吻合口通畅，无张力，无渗漏，吻合满意。

探查腹腔无活动出血，清点纱布器械无误，肝下及脾周置引流管引出，逐层缝合关闭脐部切口，速奇粘合皮肤及腹壁各戳孔，术毕。术中出血量约 100 ml。

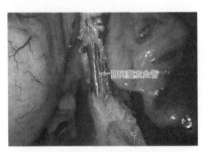

图 2-4　显露胃网膜左血管，施"HemoLock"夹后离断，清扫第 4sb 组淋巴结

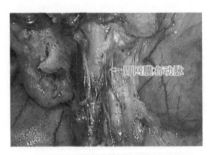

图 2-5　分离显露胃网膜右动脉，HemoLock 离断胃网膜右动脉，清扫第 6 组淋巴结

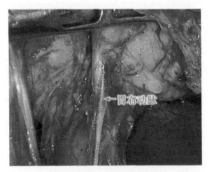

图 2-6　分离显露胃右动脉，清扫第 5 组淋巴结

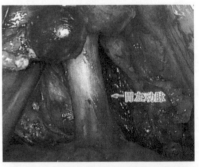

图 2-7　沿胃右动脉分离显露胃左动脉、肝总动脉、腹腔干、脾动脉、清扫第 7、第 8、第 9、第 11p 组淋巴结

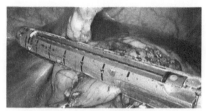
图 2-8　直视下幽门以
远 2 cm 离断十二指肠

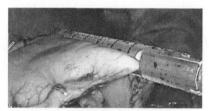
图 2-9　直视下距病变近
端 5 cm 离断胃

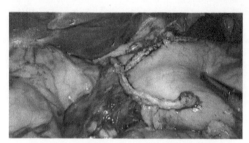
图 2-10　残胃与十二指肠三角吻合

术后病理

大体所见：大部切除胃及部分十二指肠：大弯长 14 cm，小弯长 10 cm，间距 4 cm。十二指肠长为 1 cm，周径为 5 cm，胃断端周径为 12 cm。距胃断端 5 cm、十二指肠断端 7 cm 胃见一溃疡型肿物（直径为 1.3 cm）。

镜下所见：　胃体窦溃疡型印戒细胞癌，少部分呈低分化腺癌。癌瘤侵至黏膜下层。两侧手术断端未见癌残留。大弯侧未见淋巴结、小弯侧淋巴结 5 枚未见癌转移。大网膜未见癌转移。另送（第 5 组淋巴结）为纤维脂肪组织未见癌；（第 3 组）淋巴结 1/11 枚见癌转移；（第 1 组）淋巴结 3 枚、（第 4 组）淋巴结 3 枚、（第 6 组）淋巴结 4 枚、（第 7 组）淋巴结 5 枚、（第 8 组）淋巴结 3 枚、（第 12a 组）淋巴结 4 枚均未见癌转移。

免疫组化：D2-40、CD34 及 CD31 示脉管、CK（＋）、Ki-67 肿瘤（30%＋）、P 53（部分｜）、Dcsmin（显示断裂的黏膜肌层）、

笔记

13

Mucin-6（部分＋）、Muc-5AC（＋）、Mucin-2（－）、CD10（－）、CDX-2（－）、Vilin（＋）、Gastrin（－）、Her-2（－）。

病理分期：胃癌（ML，$pT_{1b}N_1M_0$，ⅠB 期）。

术后恢复情况：术后恢复良好，术后第 3 天排气排便，无出血、吻合口漏等严重并发症。

病例分析

患者为中老年女性，胃癌诊断明确，肿物位于胃角后壁，CT 未见明确肿物，但超声胃镜提示肿物局部突破浆膜层，术前病理提示印戒细胞癌，而印戒细胞癌在各类胃癌中分化程度较低，进展快，预后较差。因此，综合术前各项化验检查，应行远端胃大部切除术，并视局部张力情况选择 Billroth Ⅰ式（胃－十二指肠）吻合或 Billroth Ⅱ式（胃－空肠）吻合。由于肿瘤直径仅为 1.5 cm，腹腔镜无法经浆膜层确定肿瘤位置，因此行联合术中胃镜定位，以确保获得安全切缘。

腹腔镜远端胃大部切除术首次报道于 1994 年，随着手术器械和手术技术的进步，远端胃大部的切除、Billroth Ⅱ式吻合可在腹腔镜下顺利完成，但 Billroth Ⅰ式吻合仍需要作上腹正中切口，应用圆形吻合器在直视下进行吻合，因此应称为"腹腔镜辅助远端胃大部切除术"更为恰当。

2002 年，日本学者 S. Kanaya（金谷诚一郎）首创了腹腔镜下 Billroth Ⅰ式吻合的三角吻合，仅用腹腔镜直线切割闭合器就完成了胃－十二指肠的功能性端－端吻合，成为腹腔镜远端胃切除术的里程碑，从此，全腹腔镜下远端胃切除术成为可能。该吻合方法步骤是：① 切除远端胃大部后，以腹腔镜直线切割闭合器将十二指肠后外侧壁

笔记

与残胃后壁行侧 – 侧吻合。②以另一腹腔镜直线切割闭合器关闭共同开口。吻合完成后,前、后壁闭合线及共同开口闭合线构成三角形,故得名三角吻合(Delta–shaped anastomosis)。

对比开腹的 Billroth I 式吻合,三角吻合在不增加手术时间、不影响标本质量、不增加术后早期并发症的基础上,有避免上腹正中切口、出血更少、术后疼痛更轻、术后胃肠道功能恢复更快等优点。不仅如此,三角吻合由于吻合口内径更大,吻合口狭窄的发生风险更低。特别需要指出的是,对于肥胖患者,开腹吻合时术野狭小,操作受限,会增加术后并发症的发生风险,因此更适合腹腔镜下三角吻合。

需要注意的是,对比开腹手术,全腹腔镜手术无法触及组织,难以明确肿瘤确切位置,因此除完善术前 CT、胃镜、上消化道造影外,还推荐术中胃镜联合腹腔镜定位肿瘤边缘,以确保切缘无残留。

病例点评

本例患者术前肿瘤分期明确,选择腹腔镜远端胃大部切除术是合适的。结合术中胃镜的帮助以明确定位、获得充分的切缘是手术成功、能够保证行 Billroth I 式吻合的有利条件。

全腹腔镜下消化道重建应以简便、安全、有效为原则,全腹腔镜下远端胃癌根治术消化道重建方式主要有 Billroth I 式、Billroth II 式,以及 Roux–en–Y 吻合,Billroth I 式吻合后的胃肠道比较接近正常的解剖生理结构,能降低胃肠道功能紊乱引起并发症的发生率。全腹腔镜远端胃大部切除若要进行 Billroth I 式吻合,通常采用"三角吻合"的方法,仅仅应用直线切割闭合器即可完成吻合,传统的三角吻合在进行共同开口的闭合后通常在十二指肠盲端形成一个盲角，胃、十二指肠切缘和共同开口切缘的两个交角，理论上会存在上述 3 个薄弱点，增加了术后发生吻合口并发症的风险。为了提高手术安全性，在闭合共同开口的时候，常会同时将十二指肠的盲角同时切除，以减少术后吻合口并发症的发生，即"改良三角吻合"，目前应用已越来越广泛。

003
肿瘤相关胃－结肠瘘诊治一例

病历摘要

患者一般情况： 女性，35 岁。主因"间断上腹不适 4 年，加重伴呕吐、腹泻 1 个月"入院

现病史： 4 年前无明显诱因出现上腹部不适，1 年前体检发现贫血，血红蛋白维持在 80 g/L。1 个月前开始反复出现恶心、呕吐，呕吐物为棕黑色浑浊样液体，伴粪臭味；同时开始出现腹泻，4 ～ 5 次 / 日，最多达 20 次 / 日，性状与呕吐物类似，偶有排出未消化食物，近半年来体重下降约 20 kg。

既往史：慢性病毒性乙型肝炎病史 30 余年，家族中父亲、叔叔、大姑病故于结肠癌，二姑患胃癌，母亲病故于乙肝肝硬化失代偿。

查体：慢性消耗病容，贫血貌，血压 100/70 mmHg，心肺查体未见异常。腹平，全腹软，未触及异常包块。上腹部深压痛阳性，无肌紧张、反跳痛，余腹无压痛。肠鸣音 4 次 / 分，振水音阴性。

实验室检查：血常规：WBC 10.10×10^9/L，Hb 70 g/L；生化 C21：TP 54.1 g/L，ALB 22.3 g/L；DIC：PT 18.2 s，APTT 54.8 s，PTA 45.6%；传染病：HBsAg（+）；肿瘤标志物：CA125 85.40 U/ml。

影像学检查

腹部增强 CT 示：左上腹腔内结构紊乱，可见团状含气软组织密度影，增强后呈不均匀强化，边界不清，局部与胃体部分界不清，似与横结肠及降结肠相通，病灶周围可见游离的气体影，相邻脂肪间隙模糊（图 3-1 箭头所示为疑似的胃结肠瘘）。

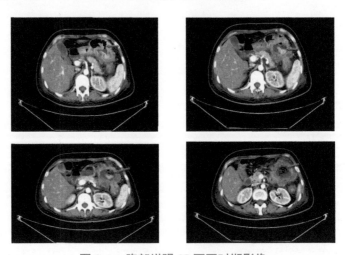

图 3-1　腹部增强 CT 不同时期影像

上消化道造影提示：胃体部大弯侧不规则龛影、造影剂进入横结肠，考虑占位病变、并胃 - 结肠瘘形成可能大（图 3-2 箭头所示为有造影剂通过的胃 - 结肠瘘）。

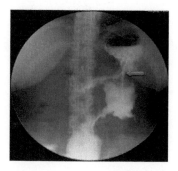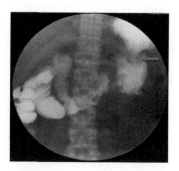

图 3-2　上消化道造影

结肠造影显示：考虑占位病变降结肠近脾曲管腔狭窄、可疑充盈缺损，造影剂未通过并梗阻性表现可能大（图 3-3）。

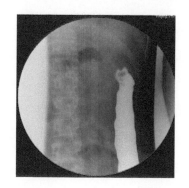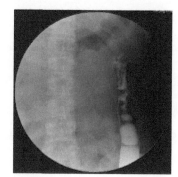

图 3-3　结肠造影

影像学诊断：胃癌（ML，$cT_{4b}N_3M_0$，ⅢC 期）；恶性肿瘤继发消化道穿孔？

胃镜检查：胃体小弯侧偏前壁巨大深溃疡，见污秽苔，透过瘘管可见横结肠内粪便（图 3-4），周围黏膜明显充血水肿，组织易出血。

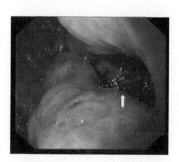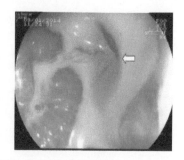

图 3-4　示胃镜下胃结肠瘘（箭头所指为瘘口）

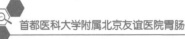

内镜诊断：胃癌（ML，$cT_{4b}N_3M_0$，ⅢC期）。胃 – 结肠瘘。

术前病理：外院病理组织切片于我院会诊后考虑胃体小弯侧胃黏膜腺癌浸润。

诊断：胃 – 结肠瘘。胃癌（ML，$cT_{4b}N_3M_0$，ⅢC期）。

诊疗经过

术前准备情况

该例患者肿瘤分期晚，可能难以达到根治性切除，术前营养状况及基础条件差，入院时血常规、血生化示血红蛋白 42 g/L、白蛋白 22.3 g/L，存在重度贫血及低蛋白血症；术前输注同型红细胞 10 U，血红蛋白上升至 82 g/L，同时经过术前积极的全肠外营养支持治疗后营养状况有所好转，心肺功能无明显异常，考虑患者年轻，对生活质量及远期预后均存在一定程度的期望，尽可能达到根治性切除，因而术者拟行肿瘤病灶及瘘管一期切除手术。

手术情况

手术名称：姑息性远端胃大部切除术、空肠部分切除术（空肠起始部）、横结肠部分切除术（近端造口，远端封闭）、胃空肠吻合（Roux-en-Y）、空肠 – 十二指肠侧侧吻合术（图 3-5）。

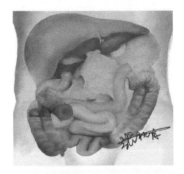

图 3-5　手术示意（张秋月医师制图）

术中探查见胃体前壁近大弯侧可触及约 8 cm 质硬肿物（图 3-6 A），肿物侵及横结肠及空肠起始部，并形成胃结肠瘘（图 3-6 B 白色箭头所示）。胃周及后腹膜可触及多枚质硬肿大淋巴结，部分融合固定（图 3-6 C），切除病灶后行胃空肠吻合（Roux-en-Y）、空肠 - 十二指肠侧侧吻合术（图 3-6 D 为吻合后图像）。

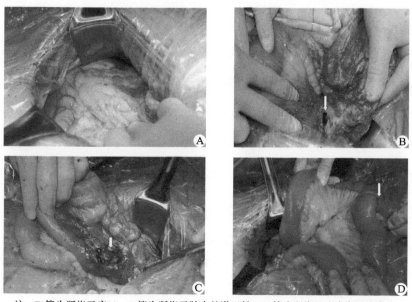

注：B 箭头所指示瘘口，C 箭头所指示肿大的淋巴结，D 箭头所指示为吻合后吻合口

图 3-6　手术流程

术后病理

病理结果：结肠见一巨大溃疡型肿物（10 cm×9 cm×2 cm），肿物累及肠管一周，肿物侵透浆膜并侵透胃大弯侧，肠腔与胃腔相通，累及胃大弯侧（图 3-7A）；另送小肠一段可见溃疡型肿物（4.0 cm×3.5 cm×1.6 cm），累及肠腔 2/3（图 3-7B）。

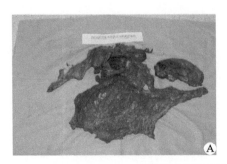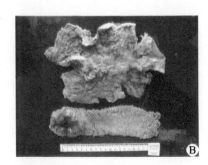

图 3-7　术后标本常规病理

胃壁全层低分化腺癌浸润，脉管内见癌栓，小弯侧淋巴结 2/8 癌转移；大弯侧 11/19 癌转移；结肠壁全层低分化腺癌浸润，脉管内见癌栓，结肠系膜淋巴结 0/2；癌结节 5 枚；小肠壁全层低分化腺癌浸润，脉管内见癌栓，肠系膜淋巴结 2/3 癌转移。

病理分期：胃癌（ML，$pT_{4b}N_3M_0$，ⅢC 期）。结肠低分化腺癌。小肠低分化腺癌。胃 - 结肠瘘。

术后恢复情况

术后第 1 天开始给予胃管内泵入生理盐水；术后第 2 天泵入匀浆膳，发现引流液浑浊，胃管美兰造影外溢，考虑存在吻合口漏；治疗上予以停用匀浆膳，给予肠外营养支持、抗感染、引流管持续负压吸引。

下列各图示治疗期间引流量（图 3-8）、体温（图 3-9）、血象（图 3-10）、血红蛋白（图 3-11）、白蛋白（图 3-12）波动变化。

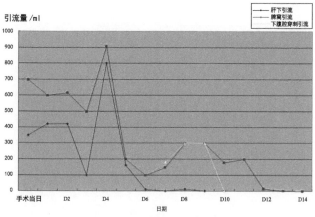

图 3-8　引流量波动变化

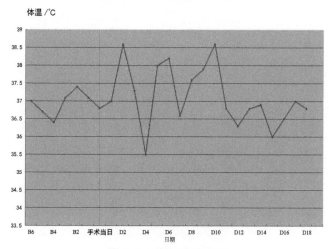

图 3-9　体温波动变化

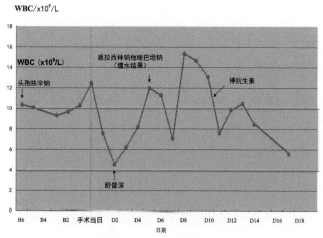

图 3-10　血象波动变化

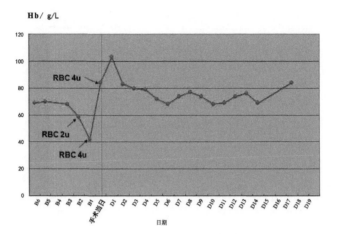

图 3-11　血红蛋白波动变化

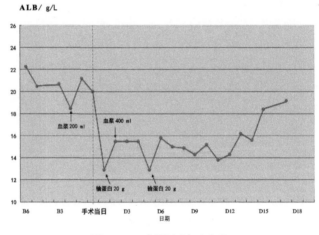

图 3-12　白蛋白波动变化

术后第 10 天，体温、血象逐步恢复正常；逐步进食半流质饮食。术后第 19 天出院。

术后辅助治疗情况

患者术后 1 个月门诊复查，体重较术后增长约 2kg，血常规提示血红蛋白 88 g/L；白蛋白 25.0 g/L；肿瘤标志物：CA125 降至正常范围。

身体条件允许后予以辅助化疗，方案为：Xelox（艾恒 130 mg/m²

180 mg D1 ivgtt，希罗达 1000 mg/m^2 1.5g D1 ～ D14 bid po，q21D），消化道反应 Ⅰ～Ⅱ度，规律化疗 3 个周期后复查，出现Ⅱ度骨髓抑制；患者未行第 4 周期化疗，失访。

病例分析

治疗难点及注意事项：胃结肠瘘（Gastrocolic fistula，GCF）是继发于良、恶性胃肠道疾病的一种罕见的并发症。随着质子泵抑制剂在临床的大量应用，良性溃疡所致的 GCF 病例逐渐减少，而恶性胃肠道疾病成为了 GCF 发生的最常见病因，尤其是局部浸润性结肠癌及胃癌尤为多见。其形成机制是消化道原发肿瘤侵透浆膜层，并侵犯到临近消化道壁，而后管腔间的肿瘤组织坏死形成瘘管。瘘管形成后导致胃内容物直接进入结肠，而未能进行正常的消化过程，同时也会导致粪便从结肠回流入胃，这种消化道的连通会对患者产生致命的影响。

恶性肿瘤相关胃结肠瘘临床上较为少见，其中只有 30% 患者存在典型的临床表现：腹泻、粪性呕吐（部分患者可呕吐含有未消化食物的粪便）及体重减轻。实验室及体格检查可见患者存在电解质失衡及重度营养不良，偶见恶病质。钡灌肠结合胃镜及结肠镜检查是最可靠的诊断方式。在原发肿瘤来源不明确时，可通过免疫组织化学染色进行判断，并且能为术后有效治疗提供依据。根治性手术仍然是 GCF 的最佳治疗方案，包括完整切除瘘管、胃、结肠，以及其他受侵组织。消化道重建方式及是否临时进行结肠造瘘，需根据患者情况进行选择，以往针对胃结肠瘘，包括结肠造口术在内将手术分为三期进行，以改善患者的营养状况从而降低死亡率。而随着肠内及肠外营养支持与重症监护医学的发展，一期手术同样可以使

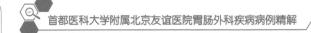

死亡率降到最低；然而，这种方法无法提供足够的时间来纠正恶性 GCF 患者的营养状态。因此，手术方式应针对不同的患者设计个体化的方案，尽管肿瘤及瘘管区域的根治性切除可以治疗恶性肿瘤相关 GCF，但是此类患者通常预后不良。术前结合病史、查体及辅助检查一旦确诊胃结肠瘘，应积极准备手术治疗。

本例患者术前病理证实为腺癌浸润，那么就更加迫切的需要进行手术治疗；然而本例患者治疗的难点在于手术时机及手术方式的选择，而对原发肿瘤病灶来源的判定，为我们后续治疗方案的制定提供依据。术前采用全胃肠外营养或胃肠内营养，使者营养状况在较短时间内得到改善，并常规行肠道准备，争取行瘘一期切除；对少数重度营养不良、短时间内营养状况难以纠正者，可采用分期手术，先行回肠或瘘口近端结肠造口，以转流粪便，待营养状况改善后再二期行瘘切除，术后予以奥沙利铂联合卡培他滨辅助化疗有望提高患者生存时间。

📋 病例点评

病例诊断治疗特点：患者合并腹泻、粪性呕吐及体重下降等症状，应高度警惕恶性肿瘤相关胃结肠瘘；钡灌肠联合纤维胃镜是诊断 GCF 准确性最高的检查方式，同时术后免疫组织化学染色法可以进一步明确恶性 GCF 的原发肿瘤位置。

手术方案点评：针对恶性胃结肠瘘患者治疗建议以一期肿瘤、瘘管、结肠完整切除术为主要手术方式，对于存在重度营养不良的患者，可同时进行结肠造瘘术；术后予以辅助化疗可改善远期预后。

并发症分析：本例患者术后第 2 天证实出现吻合口漏，主要与术前营养状况差、消化道组织水肿严重、同时合并重度贫血有关；另外手术创伤应激大、手术时间长、短期内禁食（热量摄入不足）导致身体在短时间内出现负氮平衡，在某种程度上影响消化道重建后组织愈合能力，最终出现吻合口漏，但是经过术后的积极处理及治疗，得以顺利康复出院。

004
瘢痕性幽门梗阻——胃十二指肠端端吻合（Billroth I式吻合）一例

病历摘要

患者一般情况：男性，47岁。

现病史：2月余前无明显诱因出现腹胀、嗳气，半月前就诊于某医院行胃镜检查示：食管多发溃疡，胃潴留，幽门梗阻。给予患者禁食水、胃肠减压、抑酸、补液等治疗。门诊以"幽门梗阻"收入我科。自发病以来大便次数较前减少，体重2个月下降约5 kg。

既往史：胃溃疡病史15年。反流性食管炎3年。

查体：腹部平坦，未见明显肠型及蠕动波，腹部触诊软，无明显压痛及反跳痛，无肌紧张，振水音阳性，腹部叩诊为鼓音，听诊肠鸣音 3 次 / 分。

实验室检查： 血常规、血生化、血肿瘤标志物等无明显异常。

影像学检查

腹盆腔增强 CT（图 4-1）：胃腔内容物较多，胃幽门处管壁显示增厚，十二指肠近段未见充盈。胃窦小弯侧胃壁增厚，最厚处约为 1.3 cm，胃底贲门处胃壁显示稍厚。

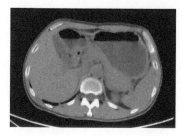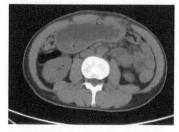

图 4-1　腹盆腔 CT

上消化道造影（图 4-2）：胃体下部及胃窦小弯侧胃壁不光整，局部黏膜破坏。十二指肠球似可见，变动体位，造影剂不能通过，球后未见显影。

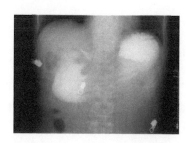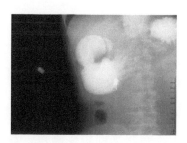

图 4-2　上消化道造影

胃镜检查：胃腔内见大量食物残留，胃体、胃窦散在糜烂及小溃疡，黏膜粗糙、充血、水肿，近幽门处可见假幽门环形成，并见一食物残块嵌顿，取出食物残块后，反复探查均未见幽门开口，未窥入幽门、十二指肠。

初步诊断：完全性瘢痕性幽门梗阻。

📋 诊疗经过

患者入院后完善术前化验检查，实验室检查未见明显异常，CT、上消化道造影、胃镜提示幽门狭窄伴完全性梗阻，术前予以充分胃肠减压、生理盐水洗胃、营养支持等治疗，一周后，拟在全麻下行剖腹探查＋远端胃大部切除术。

手术情况

开腹：麻醉后，常规消毒、铺巾、贴皮肤膜。取上腹正中切口，长约 20 cm。逐层切开进腹。探查：肝脏边缘锐利，色质正常，未触及结节。小肠及结肠未及肿物。游离十二指肠，可见幽门及十二指肠球部瘢痕形成，触之质韧，幽门部管腔明显狭窄，胃壁弥漫性水肿增厚。幽门部瘢痕与胰腺紧密粘连。胃周无肿大淋巴结。依据探查结果考虑：瘢痕性幽门梗阻，拟行远端胃大部切除。

远端胃大部切除：于大网膜血管弓下切断胃结肠韧带，左至胃网膜左血管第一支，右至幽门下 2 cm，分离、切断、结扎胃网膜右血管，将胃翻起。超声刀游离十二指肠球部后壁。游离胃小弯左至胃垂直部、右至幽门下 2 cm。分离、切断、结扎胃左血管。于根部结扎切断胃右血管。于幽门下 3 cm、幽门溃疡瘢痕远侧切断十二指肠，残余十二指肠球部游离满意，置入圆形吻合器头部。分别于胃小弯处胃左血管第 1 分支近侧至胃大弯胃网膜左右血管交界连线处做预切除线，TLC 75 cm 直线切割闭合器断胃，移除胃远端 2/3 及网膜组织。

胃－十二指肠吻合：残胃前壁切孔，置入 25 管型吻合器自残胃大弯侧断端穿出，与十二指肠残端行 Billroth Ⅰ端端吻合，吻合口及残胃断端以 3-0 可吸收缝线行间断浆肌层包埋缝合，残胃前壁切口以 3-0 倒刺线全层加浆肌层连续缝合，检查吻合口通畅，无张力，无渗漏，吻合满意。

生理盐水冲洗腹腔，检查无活动性出血，清点纱布器械无误，肝下吻合口旁及脾窝分别放置引流管，经腹壁引出。清点纱布及器械无误，更换手套，逐层缝合腹壁各切口，术毕，手术过程顺利。术中出血量约 50 ml。

术后病理

术中所见：大部切除胃（大弯 20 cm，小弯 11 cm，间距 8 cm）及部分十二指肠（长为 1.5 cm，周径为 2.0 cm）。

大体所见：胃窦近胃体胃壁略增厚（12 cm×8 cm），皱襞消失，幽门重度狭窄几近闭合。大弯侧附大网膜。

镜下所见：胃窦黏膜组织呈慢性炎，固有层水肿，黏膜下层血管扩张，肌层散在慢性炎细胞浸润。幽门狭窄区呈慢性炎，灶性肌纤维组织增生。部分十二指肠呈慢性炎，未见溃疡。两侧手术断端未见著变。大弯侧淋巴结 5 枚，呈反应性增生。小弯侧未见淋巴结。网膜未见著变。

术后恢复情况：术后恢复良好，术后第 3 天排气排便，无出血、吻合口漏等严重并发症。

最终诊断：完全性瘢痕性幽门梗阻。

病例分析

患者中年男性，病史 2 个月，术前腹盆 CT、上消化道造影、胃镜均提示幽门狭窄伴完全性梗阻，全麻下行剖腹探查＋远端胃大部切除术。

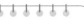 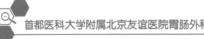

正常十二指肠解剖直径为 4 ~ 6 cm，不会出现食糜阻塞情况，但十二指肠球部为溃疡高发部位，十二指肠或幽门区附近溃疡可引起反射性幽门痉挛或溃疡周围组织水肿、炎症等均可导致不同程度的暂时性幽门梗阻，称为功能性幽门梗阻。如溃疡反复发作，愈合后遗留瘢痕或粘连，造成持久性幽门狭窄，称为器质性幽门梗阻。前者经内科治疗可达临床缓解，愈后较好，后者内科疗效差，病程长者可导致患者营养不良，体质消瘦，严重影响患者的生活质量，狭窄严重需手术治疗。

本例患者考虑为胃溃疡反复发作，愈合后遗留瘢痕或粘连，造成持久性幽门狭窄，排除恶性病变后，采用传统胃溃疡手术术式。术后患者恢复良好。

病例点评

本患者为一例良性疾病手术治疗的病例。消化道溃疡是一类内科治疗优先的疾病，一般仅当内科治疗效果差、有合并症等不良因素时，采取外科治疗。良性病变引起的幽门梗阻，去除病因后一般有良好的预后。对于消化道溃疡病史较长、反复发作的患者，应注意可能伴发瘢痕性幽门梗阻的可能。这类患者，往往病程较长，多合并有脱水、贫血、严重的水电解质及酸碱平衡紊乱症状，因此术前应采取有效的处理措施，以调整患者的内环境紊乱，包括：禁食、静脉营养供给、胃肠减压、纠正电解质紊乱及生理盐水洗胃、从而缓解胃壁的水肿，经过大约一周的处理达到手术标准后可进行手术治疗。手术方式选择标准的远端胃大部切除术，切除病变区域，根据手术方式选择合适的吻合方式也是术后患者恢复的关键，包括 Billroth Ⅰ 式吻合、Billroth Ⅱ 式吻合、Roux-en-Y 吻合。手术方式相对经典成熟，一般患者术后恢复较好，可获得较好的治疗效果。

005
贲门失弛缓症一例

病历摘要

患者一般情况： 男性，58 岁。

现病史： 20 年前无明显诱因出现进食哽噎，该症状间断出现，初为 6～7 天一次，逐渐加重至 1 天 1 次，后就诊于当地医院，查胃镜提示：食管中下段明显扩张，有较多液体潴留，抽吸后见黏膜光滑，色泽正常，未见溃疡肿块，可见宿食滞留，胃扩张性良好，胃窦黏膜成斑片状或纵行条状充血，表面光滑，未见溃疡及肿块，考虑诊断贲门失弛缓症，浅表性胃炎。食管测压提示上食管括约肌压力正常，下食管括约肌静息压正常，平均残余压正常，其中 3 次吞咽＞ 15 mmHg，松弛功能差。贲门失弛缓Ⅱ型。现为进一步诊治收入我科。

既往史： 3 年前因外伤行右脚脚踝骨折钢板内固定术，术后恢复良好。

查体： 无明显阳性体征。

实验室检查： 未见明显异常。

影像学检查

胃镜（外院）提示：食管中下段明显扩张，有较多液体潴留（图 5-1A），抽吸后见黏膜光滑，色泽正常，未见溃疡肿块（图 5-1B），可见宿食滞留，胃扩张性良好，胃窦黏膜成斑片状或纵行条状充血，表面光滑，未见溃疡及肿块，考虑诊断贲门失弛缓症，浅表性胃炎。

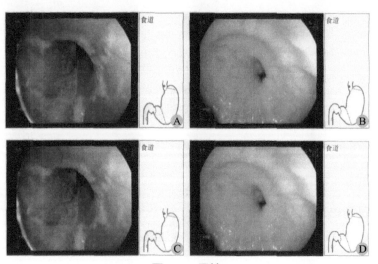

图 5-1 胃镜

食管测压提示：上食管括约肌压力正常，下食管括约肌静息压正常，平均残余压正常，其中 3 次吞咽＞ 15 mmHg，松弛功能差。贲门失弛缓Ⅱ型（表 5-1）。

表 5-1 食管测压

	正常值	组 / 平均值
食管动力		
LES 残余压	<15.0 mmHg	12.9 mmHg
LES 松弛率		27%
传统 ManoView 分析参数		
波幅 (平均值，LES 上沿以上 3.0 cm & 7.0 cm)	43 ～ 152 mmHg	N/A
蠕动波持续时间 (平均值，LES 上沿以上 3.0 cm & 7.0 cm)	2.7 ～ 5.4 s	N/A
蠕动波起始速度 (LES 上沿以上 11.0 cm 与 3.0 cm 之间)	2.8 ～ 6.3 cm/s	N/A
完整蠕动百分比 (LES 以上 3.0 cm 与 11.0 cm 之间)		10%
同步收缩百分比 (LES 以上 3.0 cm 与 11.0 cm 之间)	≤ 10%	50%
无效吞咽百分比 (LES 以上 3.0 cm 与 11.0 cm 之间)	0	40%
双峰波吞咽百分比	≤ 15%	N/A
三峰波吞咽百分比	0	N/A
芝加哥分类分析参数		
远端收缩延迟		N/A
无效吞咽百分比（芝加哥分类）		100%
全段食管增压百分比		80%
提前收缩百分比		0
快速收缩百分比		0
大型蠕动中断百分比		0
小型蠕动中断百分比		0
UES/ 咽部动力		
UES 残余压（平均值）	<12 mmHg	4.9 mmHg

上消化道造影：服钡餐后观食管中度扩张，食管 – 胃连接处明显狭窄，造影剂通过缓慢，呈鸟嘴样改变，最窄处宽约为 4 mm，余

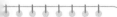
食管壁光滑，黏膜规则。检查诊断：符合贲门失迟缓症改变（图 5-2，箭头所示为鸟嘴征）。

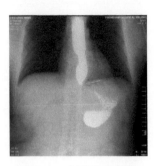

图 5-2　上消化道造影

腹盆腔平扫 + 增强 CT：扫描范围内食管下段扩张、贲门壁稍厚（图 5-3 箭头所示为扩张的食管下段）。

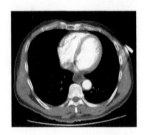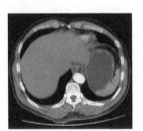

图 5-3　腹盆腔平扫 + 增强 CT 不同时期影像

初步诊断：贲门失弛缓症Ⅱ型，右足踝骨折术后。

诊疗经过

入院后完善术前检验、检查，实验室检查及上消化道造影、腹盆腔平扫 + 增强 CT 检查等，贲门失弛缓症诊断明确，拟于全麻下行腹腔镜胃贲门括约肌切开成形术（Heller）+ 胃底折叠术（Dor）。

手术情况

麻醉满意后，常规消毒、铺巾、盖膜。取脐孔上缘小切口切开皮肤（A

孔），穿刺制造二氧化碳气腹至压力为 12 mmHg，自 A 孔穿入 10 mm trocar 进镜探查：腹腔内无损伤、无出血。分别取左腋前线肋缘下切口（B 孔）、左锁骨中线平脐（C 孔）、右锁骨中线肋缘下（D 孔）、右锁骨中线平脐（E 孔）剑突下切口（F 孔），B 孔穿入 12 mm Trocar 进器械探查：腹腔内无腹水，肝脏大小正常，边缘锐，未见肿物。胆囊、小肠、结肠未探及异常。肠系膜未见结节。胃底食管裂孔近左侧膈肌脚处紧密粘连，与膈肌界限欠清。超声刀切开小网膜囊，保护迷走神经，仔细分离粘连，暴露贲门、食管下段和左右膈肌及食管裂孔，见网膜组织经食管裂孔疝入胸腔，考虑存在食管裂孔疝。见食管下段扩张，直径最粗段约 4 cm，根据病史及术前相关检查，拟行腔镜下胃贲门括约肌切开成形术（Heller）+ 胃底折叠术（Dor）+ 食管裂孔疝修补术。

术中图片：游离裸化齿状线上 5 cm 的食道下段，（图 5-4 示裸化后的食管下段）。

于脾上极充分游离胃底大弯侧，距贲门上约 5 cm 食道下段纵行切开食管肌层，向下跨越贲门切开至齿线下胃底 2 cm，充分使食管下段黏膜膨出（图 5-5），注意保护迷走神经。

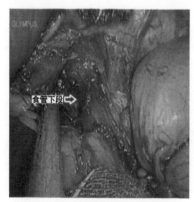 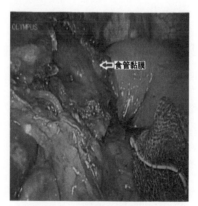

图 5-4　游离左右膈肌脚，　　　　图 5-5　食管下段黏膜膨出
　　　　显露下段食道 5 cm

将胃底经食道前壁折叠 180°，以 3-0 可吸收线间断缝合食道两侧壁，并重建食道裂孔（图 5-6）。

于肝下至贲门置入引流管 1 根经前腹壁引出。查腹腔无活动出血，清点纱布器械无误。间断缝合皮肤及腹壁各戳孔，术毕。术中出血量约 50 ml。

术后病理：无。

术后复查上消化道造影（图 5-7）：贲门失弛缓症术后改变，较前好转。

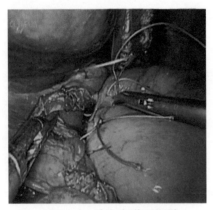
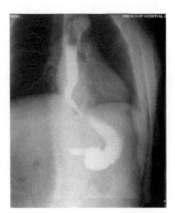

图 5-6　缝合食道两侧壁　　　　图 5-7　上消化道造影

术后恢复情况：术后恢复良好，术后第 3 天已排便、排气，恢复流质饮食，术后复查上消化道造影提示贲门失弛缓症术后改变，较前好转，伤口愈合良好，无术后出血、吻合口漏等严重并发症，术后第 6 天出院。

最终诊断：贲门失弛缓症，食管裂孔疝，右足踝骨折术后。

📋 病例分析

贲门失弛缓症是一种病因不明的原发性食管动力紊乱性疾病，

主要临床表现为吞咽困难、胸痛、反流、呕吐和体重下降。正如本例患者，有近20年的进食哽噎病史，临床上主要依据症状以及钡餐、胃镜、食管测压等辅助检查手段对病情进行诊断，胃镜下可见食管中下段明显扩张，有较多液体潴留，结合食管测压检测，不难获得明确诊断。

1991年首次报道腹腔镜下Heller括约肌切开术，此后经腹腔镜行Heller括约肌切开术逐步开展，与其他手术方式及治疗方式相比较最有效，缓解时间最长，大多数外科专家推广其为治疗贲门失弛缓症的一线治疗方法。其简要步骤为沿食管下段正中前壁行食管环形肌肌层切开长度为4～6 cm，胃底1～2 cm，术中注意保护前壁迷走神经，对球囊扩张不全处的肌层特别是对合并食管裂孔开口狭小者，可进行针对性切开，切口要适中，多切开1～2 cm后，以长弯钝头血管钳钝性扩张食管裂孔开口达3～4 cm，对防止反流和减少引流是十分有益的；过大会反流、渗出多、甚至发生膈疝，过小无治疗作用。完成肌层切开后确认无黏膜穿孔后行胃底折叠术，以避免术后胃食管返流的发生。术后并发症总发生率为6.3%，表现出症状者仅为0.7%，最严重的并发症为胃或食管穿孔。

📋 病例点评

贲门失弛缓目前是一类原因未明的食管神经肌肉功能障碍疾病。食管测压是目前诊断贲门失迟缓的金标准。贲门失迟缓的治疗主要针对食管下段括约肌，内镜下治疗和手术治疗是主要方法。随着内镜技术的进步和腹腔镜手术的普及，贲门失迟缓的治疗取得长足的进步，但首选内镜治疗还是手术治疗，目前还存在较大争议。内镜治疗主要包括球囊扩张术、支架置入术和经口内镜下括约肌切开术（peroralendoscopicmyotomy，POEM），POEM术为新兴的内镜下微创治疗技术，具有创伤小、恢复快等优点，然而其具有一定的术后胃食管反流的发生率；相比内镜治疗，从长期效果来看目前腹腔镜手术相对更好。手术一般采取Heller手术，即腹腔镜下胃贲门括约肌切开成形术，Heller手术与常规腹腔镜手术均具有创伤小、恢复快、住院日短等优点，同时联合胃底折叠术，可大大减少术后食管反流的发生；此外，术中通过对食管裂孔的探查，对于合并食管裂孔疝的患者，可以一次手术同时解决，正如本例患者。腹腔镜胃贲门括约肌切开成形术的主要并发症包括食管穿孔和胃食管反流，在术后管理和随访中应引起重视。

006
胃间质瘤继发上消化道出血一例

病历摘要

患者一般情况：女性，88岁。

现病史：1个月前无明显诱因出现柏油样便，量约为150 g，1～2次/天，持续伴有乏力，就诊于当地医院，考虑"上消化道出血"，血常规示血红蛋白最低达63 g/L，腹部CT示胃窦部可见不均匀密度占位，大小约为4.5 cm×4.1 cm×6.1 cm，形状不规则，大部分突向胃腔，增强扫描可见不均匀轻度强化。行胃镜检查：考虑胃间质瘤可能，门诊以"胃间质瘤"收入院。

既往史：高血压病史40年，最高血压200/100 mmHg，口服施慧达治疗，血压波动在（110～130）/（60～70）mmHg，曾于当地医院因上消化道出血，输同型红细胞 4 U。

查体：贫血貌，腹部查体无明显阳性体征。

实验室检查：血红蛋白 88 g/L。

影像学检查

腹盆腔 CT 平扫＋增强（图 6-1）：胃窦部可见不均匀密度占位，CT 值为 42～180 HU，大小约为 4.5 cm×4.1 cm×6.1 cm，形状不规则，大部分突向胃腔，增强扫描可见不均匀轻度强化；大网膜增厚。检查诊断：胃窦肿物，考虑胃间质瘤（箭头所示为胃间质瘤）。

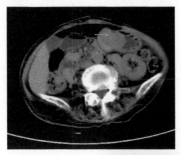
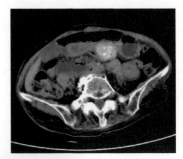
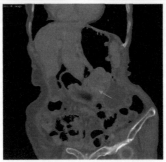

图 6-1　腹盆腔 CT 平扫＋增强不同时期影像

腹部超声：肝囊肿、脾囊肿、右肾囊肿。

初步诊断：胃间质瘤，上消化道出血，中度贫血。

诊疗经过

入院后完善术前检验检查，实验室检查及腹盆腔平扫＋增强 CT 检查等，胃间质瘤诊断明确，拟全麻下剖腹探查＋胃部分切除术。

手术情况

麻醉满意后，常规消毒、铺巾、覆膜。逐层进腹腔探查：腹腔内无损伤、无出血、无腹水，肝脏大小正常，边缘锐，未见肿物。胆囊、胰腺、小肠、结肠未探及异常，腹腔内、网膜、肠系膜等未见结节。胃小弯侧可及质硬肿物，突出浆膜及胃腔，约为 7 cm×5 cm×5 cm。拟行胃部分切除术。

游离胃小弯，充分显露胃肿物，直线切割闭合器完整切除胃壁肿物，可吸收线八字加固缝合口。术毕。手术时间为 70 min，术中出血量为 10 ml。患者无不适，安返病房。

术后病理

（胃壁肿物）灰白色卵圆形肿物一枚，大小为 7 cm×5 cm。其上附部分胃黏膜组织。胃梭形细胞肿瘤，核分裂小于 5 个 /50 HPF；免疫组化：CD117（＋），CD34（＋），DOG-1（＋），S-100（－），Actin（－），Desmin（－）。根据中国胃肠道间质瘤病理共识意见，符合胃间质瘤（图 6-2，中危险性）。胃黏膜呈慢性炎。

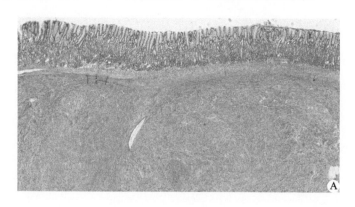

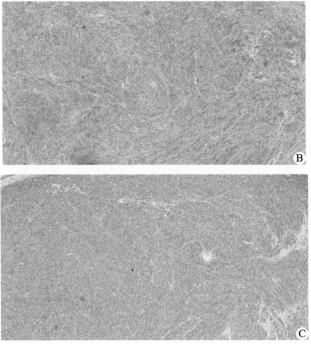

注：A.HE×40；B.HE×100；C.IHC（DOG-1）×100

图 6-2　术后病理

术后恢复情况：术后恢复良好，术后第 2 天恢复流质饮食，伤口愈合良好，无术后出血、吻合口漏等严重并发症，术后第 4 天出院。

最终诊断：胃间质瘤继发出血，中度贫血。

病例分析

胃肠道间质瘤（gastrointestinal stromal tumors，GIST）是起源于消化道或腹部、CD117 表达阳性的、富于梭形、上皮形或多形性细胞的间叶源性肿瘤，是胃肠道最常见的非上皮源性肿瘤，可发生在从食管到直肠的消化道的任何部位，主要发生于胃和小肠，食管少见。对于局限性 GIST 和潜在可切除 GIST，手术切除是首选治疗方法。

60% 的 GIST 发生于胃，理论上 GIST 可以发生于胃的任何部位，但是以胃中上部最多见。该患者腹盆腔 CT 提示胃窦部可见不均匀密度占位，大小约为 4.5 cm×4.1 cm×6.1 cm，形状不规则，大部分突向胃腔，增强扫描可见不均匀轻度强化，胃窦肿物，考虑胃间质瘤。

早期胃间质瘤缺乏典型症状，难以明确诊断。超声内镜较敏感，能分辨出消化道管壁的各层结构，对于黏膜下肿瘤的定位及定性有极大的意义，可以发现直径 < 2 cm 的胃壁肿瘤。较大的胃间质瘤行 CT 及 MRI 检查则可发现胃腔外生长的结节性肿块，以及有无肿瘤转移。

在病理特征上，瘤体呈膨胀性生长，可向黏膜下或浆膜下浸润形成球形或分叶状的肿块。肿瘤可单发或多发，直径为 1 ~ 20 cm，大小不等，质地坚韧，境界清楚，表面呈结节状。其症状和体征均为非特异性，瘤体小时症状不明显，可有上腹部不适或食欲不振的消化道症状，部分可伴有黑便，瘤体较大可扪及腹部肿块，上腹部有压痛，常有呕血及便血等消化道出血表现，并有贫血、消瘦、乏力等慢性消耗性症状。

GIST 伴消化道出血，可能是其生长较快时瘤体顶端供血不足导致糜烂而发生出血，其出血量常较小，速度慢，常表现为便血。但因间质瘤的黏膜面有丰富的血管，当糜烂溃疡侵犯较大血管或质硬食物划破血管时，可发生大出血，其出血量大，速度快，短期内即可出现休克征象，如不及时处理，可危及生命。此时需与门脉高压症相鉴别，否则极易引起误诊而导致错误的治疗。因此，术前尽可能明确诊断对治疗方法及术式的选择有重要意义。

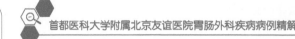

病例点评

　　胃肠道间质瘤是一类少见的间质来源肿瘤，但近些年来有增加趋势，一般较小的间质瘤并没有明确症状，往往出现出血、梗阻等症状后才被发现。本例患者因消化道出血就诊，在术前检查中发现间质瘤可能，因此手术探查切除肿瘤为较理想的治疗方案，往往可以达到良好治疗效果，手术方式的选择则要根据术中具体情况确定，首选仍是肿瘤的局部切除。手术方式包括腹腔镜手术及开腹手术，对于直径＜5 cm 的肿瘤，可首选腹腔镜手术；对于肿瘤直径＞5 cm 的病例，考虑到术中医源性肿瘤破裂的风险，建议开腹手术；本例患者术前评估肿瘤直径＞5 cm，且患者高龄，腹腔镜手术有一定风险，故而选择开腹手术。对于术前评估没有明确淋巴结转移的病例，胃肠道间质瘤行肿瘤局部完整切除即可，不常规行淋巴结清扫术。术后病理 CD117 和 DOG1 阳性有明确诊断的意义，可根据病理结果包括位置、大小、核分裂象等情况进行危险度分级，同时对于疑难病例、拟行靶向治疗、复发转移性 GIST 等情况，应进一步完善基因检测，以选择合适的术后靶向治疗方案。

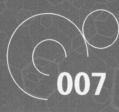

007
腹腔镜下胃肠间质瘤切除一例

病历摘要

患者一般情况：男性，61岁。

现病史：2个月前无明显诱因自觉上腹部不适，进食后饱腹感明显，自觉消化不良，伴腹胀。就诊于当地医院行超声内镜检查示：胃底可见一处2.2 cm×2.0 cm黏膜隆起，表面光滑，触之硬，来源于固有肌层。诊断为胃底固有肌层低回声隆起型病变，考虑间质瘤。门诊以"胃间质瘤"收入我科。

既往史：高血压病史8年余，血压最高160/100 mmHg，平素口服替米沙坦40 mg qd，血压控制好。

查体：无明显阳性体征。

实验室检查：血常规、血生化、肿瘤标志物等无明显异常。

腹盆腔增强 CT（图 7-1）：胃体肿物，来源于胃壁可能大，间质瘤？

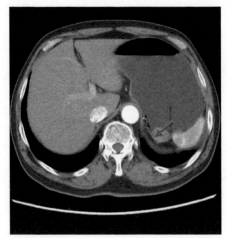

图 7-1　腹盆腔增强 CT 动脉期影像（箭头所示为间质瘤）

初步诊断：胃间质瘤。

📋 诊疗经过

患者入院后，积极完善相关检查，排除手术相关禁忌证后，于全麻下行腹腔镜探查 + 胃间质瘤切除术。

手术情况

腹腔镜探查：麻醉满意后，常规消毒、铺巾、盖膜。取脐孔上缘小切口切开皮肤（A 孔），穿刺制造二氧化碳气腹至压力为 12 mmHg，自 A 孔穿入 10 mm trocar 进镜探查：腹腔内无损伤、无出血。分别取左腋前线线肋缘下切口（B 孔）、左锁骨中线平脐（C孔）、右锁骨中线平脐（D 孔）、剑突下切口（E 孔），于 B 孔穿入 12 mm trocar 进器械探查：腹腔内无腹水，肝脏大小正常，边缘锐，未见肿物。胆囊、胰腺、小肠、结肠未探及异常，腹腔内、网膜、肠系膜等未见结节。

术中胃镜定位：游离胃大弯侧，暴露胃底部，于胃底部后壁近大弯侧可见隆起，直径为 2.5 cm，考虑为肿物部位，血管网增生丰富，胃周未见肿大淋巴结，拟行胃底肿物切除术。

胃肠间质瘤切除（图 7-2）：摇体位后，于胃腔外抓钳把持肿物，充分显露胃底肿物，于肿物旁 2 cm 胃壁以腔镜直线切割闭合器闭合切除胃底肿物，创面确切止血；闭合满意，无渗漏，创面无明显渗血，3-0 倒刺缝线连续缝合加固胃壁断面并止血。经 A 孔将肿物放入取物袋内取出送病理检查。胃底脾门置入腹腔引流管一根，清点纱布器械无误，查腹腔内无活动性出血，缝合腹壁各切口。术毕。术中出血量约为 10 ml。

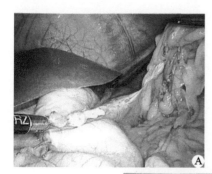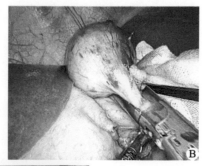
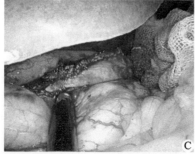

注：A. 游离肿瘤周围胃壁；B. 直线切割闭合器钳夹肿瘤；C. 切除肿瘤之后

图 7-2　胃间质瘤不同手术时期图像

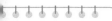 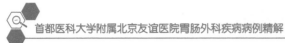
术后病理

大体所见：（胃底肿物）送检胃组织一块，4.0 cm×3.0 cm×3.0 cm，黏膜下见一结节，直径为 2.5 cm。

镜下所见（图 7-3）：胃之低级别良性胃肠间质瘤。核分裂不易见（＜ 5/50 HPF）。低度危险性肿瘤（根据中国共识意见）。

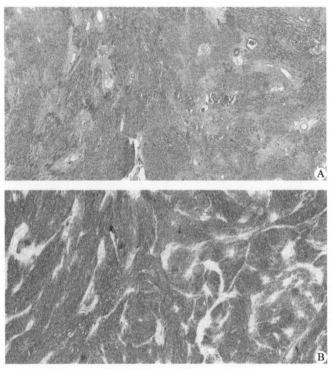

注：A.HE×100；B.IHC（DOG-1）×100

图 7-3 术后病理

免疫组化：免疫组化染色：CD117（＋）、DOG-1（＋），CD34（＋）、Desmin（－）、Actin（－）、S-100（－）、Ki-67（指数约 5%）。

最终诊断：胃间质瘤（低危）。

术后恢复情况：术后恢复良好，术后第 2 天排气，无出血、胃漏等严重并发症。

病例分析

因胃底间质瘤靠近脾脏且周围血管较为丰富，在手术操作过程中极易损伤脾脏和胃短血管导致术中大出血，甚至切除脾脏，给手术带来不必要的副损伤，增加术后并发症发生率。所以，不论胃底胃肠间质瘤位于胃前壁还是后壁，术中应首先分离脾胃韧带，减少不必要的牵拉。如为胃底前壁胃肠间质瘤，可直接使用腹腔镜直线型切割闭合器切除部分胃底。若为胃底后壁胃肠间质瘤，应将胃底向头侧翻转充分暴露胃底后壁后，以腹腔镜直线型切割闭合器行胃楔形切除。对于近贲门部位的肿瘤切除后推荐常规行术中胃镜检查，确保贲门通畅，无损伤。

病例点评

GIST 是一类较少见的间质来源的具有恶性生物学行为的实体肿瘤。但近些年来病例也逐步增多。对于位于胃底的间质瘤来说，根据肿瘤具体位置和形态，采取肿瘤的局部切除是理想的治疗方式，可采取直线切割闭合器或切开缝合的方式。术中应注意避免损伤贲门及临近的脾脏，对于靠近贲门部位的间质瘤推荐术中常规行胃镜检查，确保肿瘤切除后贲门结构的完整性。术后应结合患者的病理结果进行危险度分级，对于分级为中高危组患者，以及术后出现复发转移的患者，需要行瘤组织或血液样本的基因检测分析，根据检测结果采用针对性的靶向治疗。

笔记

008
腹腔镜下根治性全胃切除术一例

病历摘要

患者一般情况： 男性，52岁。

现病史： 3个月前无明显诱因出现上腹部不适，进食或饮水后症状加重，1周前上述症状加重，行胃镜检查示：胃底溃疡，腺癌可能性大。病理结果回报：胃底见腺癌浸润。门诊以"胃恶性肿瘤"收入我科。自发病以来，体重下降7kg。

既往史： 近半个月自诉发现血压升高，最高170/90 mmHg，未行治疗。

查体： 无明显阳性体征。

实验室检查：血常规、血生化、肿瘤标志物等无明显异常。

影像学检查

腹盆腔增强 CT（图 8-1）：胃体小弯侧局部胃壁增厚，病灶大小约为 2.2 cm×1.7 cm，邻近小弯侧多发淋巴结增大，考虑为胃癌；胃体小弯侧多个增大淋巴结（箭头所示为胃小弯肿物）。

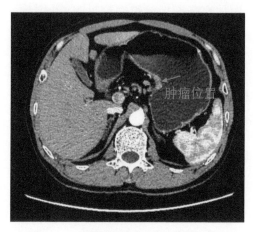

图 8-1　腹盆腔增强 CT 动脉期影像

超声内镜（图 8-2）：胃体穹隆部后壁可见一溃疡，约为 3 cm×3 cm，表面覆污秽苔，周边黏膜呈结节样隆起，向上沿小弯侧贲门上缘，向下沿后壁、小弯侧延伸至胃体中部。用印度墨汁于病变周围标记。胃体穹隆部可见一偏低回声病变，病变处黏膜结构消失，侵及固有肌层，病变处可见一低回声病变，约为 1.0 cm×1.0 cm，考虑为淋巴结转移？

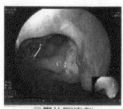
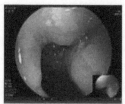
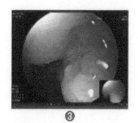

❶胃体穹隆部　　❷累及贲门　　❸

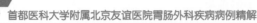

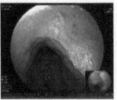
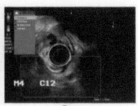

④胃体中部累及　　　　　　⑤侵及固有肌层　　　　　　⑥LN

图 8-2　示超声内镜图片

胃镜病理： 胃体穹隆部后壁组织可见腺癌浸润。

初步诊断： 胃癌（MU，$cT_2N_xM_0$ 期）。

诊疗经过

术前检查准备情况

患者入院后完善实验室检查无异常，完善胸片、超声心动图、心电图、腹部 B 超、肺功能等术前检查，无手术禁忌证。胃镜活检病理示腺癌浸润，可诊断为胃癌，结合胃镜及影像学检查，临床分期为 $cT_2N_xM_0$。考虑患者为胃中上部肿瘤，肿瘤向上延续至贲门，向下至胃体中部，范围较广，拟行腹腔镜下根治性全胃切除术 +D2 淋巴结清扫术。

手术情况

腹腔镜探查：患者取平卧分腿位，麻醉成功后，常规消毒、铺巾、盖膜。取脐孔下缘小切口切开皮肤（A 孔），穿刺制造二氧化碳气腹至压力为 12 mmHg，自 A 孔穿入 10 mm trocar 进镜探查：腹腔内无损伤、无出血。取左腋前线肋缘下（B 孔）、左侧锁骨中线平脐（C 孔），于 B 孔穿入 12 mm trocar 进器械探查：腹腔内无腹水，肝脏大小正常，边缘锐，肝浆膜面光滑未见结节。取右侧锁骨中线平脐（D 孔）、右侧锁骨中线肋缘下（E 孔），继续探查见小肠、结肠未探及异常，肠系膜根部未见明显肿大淋巴结，探查胃壁未见浆膜侵犯，胃壁可见术前蓝染墨汁标记。术中胃镜定位示肿瘤侵及贲门达齿状线。根据探查情况拟行腹腔镜根治性全胃切除术。

手术步骤（图8-3）：腔镜下超声刀沿横结肠附着处切开大网膜，右侧至肝曲，左侧至脾曲，解剖胃结肠静脉干，断扎胃网膜右动静脉，于肝下缘处切除小网膜，解剖肝十二指肠韧带，断扎胃右动静脉，游离十二指肠，距幽门环3 cm切割闭合器切断十二指肠。解剖显露胃左动静脉，腹腔干，肝总动脉，肝固有动脉，脾动脉，清扫第7、第8 a、第12 a、第9、第11 p组淋巴结。沿胃大弯向左分离，解剖离断胃网膜左血管、胃短血管，清扫第4组淋巴结。上行解剖分离贲门并打开两侧膈肌脚，清扫下纵隔第110、第111组淋巴结。距贲门约3 cm处离断食管。距屈式韧带约25 cm解剖空肠系膜内血管，保证近段及远段空肠血供，于25 cm处离断空肠。取上腹正中切口，长约6 cm，逐层切开进腹，置入切口保护套，移除全胃及网膜组织，并送食管切缘术中冰冻病理。重建气腹，距远断端空肠以远约45 cm处，肠管对系膜缘与近断端空肠以直线切割闭合器行空肠－空肠侧侧吻合，共同开口以3-0可吸收线连续缝合关闭。食管切缘冰冻病理回报未见癌浸润。空肠远端上提与食管残端以45 mm直线切割闭合器侧侧吻合（Overlap）、并以4-0倒刺线连续全层缝合关闭共同开口。胃管置入吻合口行注气试验阴性，吻合满意。3-0可吸收线加固十二指肠残端。可吸收线关闭小肠系膜孔。于空肠－空肠吻合口远端30 cm处置入空肠营养管，并于C孔穿出腹壁外。查腹内无活动性出血，经肝下食道吻合口旁及脾窝放置引流管两根，经B、D孔引出，清点器械纱布无误后，逐层关腹，结束手术，手术顺利，术中出血量约150 ml。

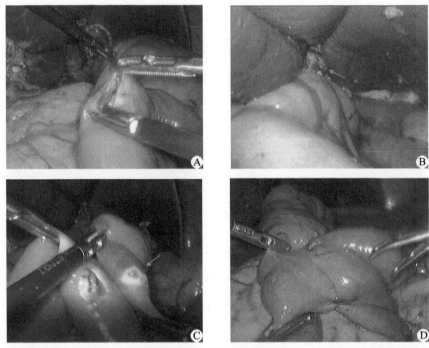

注：A. 箭头所示用直线切割闭合器将空肠与食管残端左侧壁吻合。B. 箭头所示食管与空肠侧侧吻合后。C. 箭头所示用直线切割闭合器将空肠与空肠吻合。D. 箭头所示 Roux-en-Y 吻合后

图 8-3　腹腔镜根治性全胃切除术

术后病理结果：切除部分食管及全胃及部分十二指肠，食管长为 2.5 cm，大弯长 20 cm，小弯长 11 cm，间距 6 cm。十二指肠长为 2.5 cm。距食管断端 2 cm，小弯侧可见一溃疡，直径为 1.5 cm。溃疡周围胃壁增厚，直径约为 2 cm。

镜检：胃小弯慢性溃疡周围黏膜癌变为中分化腺癌。癌瘤侵至黏膜下层。脉管未见明确侵犯。两侧手术断端未见癌残留。大弯侧未见淋巴结、小弯侧淋巴结 6 枚未见癌转移。大网膜未见癌转移。另送第 4 组淋巴结、第 5 组淋巴结为纤维脂肪组织未见癌；（第 1 组）淋巴结 4 枚、（第 2 组）淋巴结 2 枚、（第 3 组）淋巴结 5 枚、（第 6 组）淋巴 3 枚、（第 7 组）淋巴结 6 枚、（第 8 组）淋巴结 3 枚、（第 11p 组）淋巴结 4 枚、（第 110、第 111 组）淋巴结 3 枚

均未见癌转移。

免疫组化：D2-40、CD34 及 CD31 示脉管未见侵犯、CK（＋）、Ki-67 肿瘤（50%＋）、P53（部分＋）、Desmin（显示肌层）、Mucin-6（部分＋）、Muc-5 AC（部分＋）、Mucin-2（部分＋）、CD10（－）、CDX-2（＋）、Vilin（＋）、Gastrin（－）、Her-2（1+）。

病理分期：胃癌（MU，$pT_{1b}N_0M_0$，ⅠA 期）。

术后恢复情况：术后恢复良好，术后第 3 天排气、排便，术后给予抗感染、营养支持等对症治疗，无并发症发生，术后 7 天复查上消化道造影（图 8-4）示吻合口未见狭窄、梗阻表现，造影剂通过良好，未见外溢。

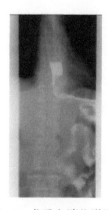

图 8-4 术后上消化道造影

📋 病例分析

患者术前检查胃镜提示胃体穹隆部后壁可见一溃疡，约为 3 cm × 3 cm，向上沿小弯侧贲门上缘，向下沿后壁、小弯侧延伸至胃体中部，病理示腺癌浸润。《日本胃癌治疗指南 2018（第 5 版）》规定：针对 T_2 以上或 cN_+ 的肿瘤应行全胃切除术或远端胃切除术，而对于难

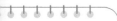

以满足足够的近端切缘要求或术中需要联合脏器切除的，须行全胃癌根治术。同时提出在 T_1 肿瘤中，应确保肉眼 > 2 cm 的切断距离；在 T_2 以上的情况下，局限型的肿瘤为 > 3 cm 切缘距离，浸润型为 > 5 cm 的切缘距离；在食管浸润胃癌中，不必一定确保 > 5 cm 的断端，但当怀疑切缘距离短，切缘阳性时，应术中迅速进行断端的病理学检查。消化道重建选择 Roux-en-Y 是由于操作简单、吻合口少、能有效防止反流性食管炎的并发症的发生，术后患者进食好，营养状态好。

本例选择腹腔镜手术，是因为其相比于开腹手术，提供了放大清晰的视野及不同方向的视角，让术者精细操作并避免组织过多牵拉损伤等，术后恢复快，但腹腔镜操作的空间局限性，也会给全胃切除术增加手术难度。相比于远端胃癌根治术，根治性全胃切除术有着更高的并发症发生率，所以我们需要术后密切关注患者，警惕吻合口漏、十二指肠残端漏、术后出血、吻合口狭窄等外科并发症的发生。

病例点评

本例患者术前诊断、分期比较明确，进展期胃底癌的手术方式也以根治性全胃切除术为首选。本例患者肿瘤病变位置较高，病变范围较大，遂行全胃切除术 +D2 淋巴结清扫术 +Roux-en-Y 消化道重建术。对于全胃切除术，主要的难点在于既要保证足够的安全切缘，又要保证吻合的安全性。全胃切除术往往由于肿瘤位置较高，切除范围大，解剖位置限制等原因，在保证切缘阴性、达到 R0 切除的前提下，若强行追求切缘距离，可能会导致游离过多影响血供、吻合口张力较大等，增加吻合难度及术后吻合口相关并发症的发生率。所以对于全胃切除术，既要达到 R0 切除争取生存获益的同时，还要兼顾术中吻合的难度与术后风险，这都需要术者有充足的经验及成熟的技术。对于切除后消化道重建选择哪种重建方式应取决于患者的具体情况和医疗团队的技术水平，目前临床首选的重建方式为食管空肠 Roux-en-Y 吻合。全腹腔镜食管空肠吻合的方式分为：管型吻合（Orvil 法、荷包缝合法、反穿刺法）、直线型吻合（FETE 法、Overlap 吻合、π 型吻合）和手工缝合法。2010 年 Inaba 首次报道了 Overlap 法，使用直线切割闭合器行侧侧吻合时，避免了端侧吻合时放置吻合器的复杂程序，可明显缩短吻合时间。与其他直线型吻合方式相比，其排空为顺蠕动方向，更有利于吻合后的食物排空，可能是一种较为理想的全腔镜食管空肠吻合方式。且不受食管或空肠管径的限制，可获得更大的吻合口直径，从而降低术后吻合口狭窄的发生率。但应注意，当吻合平面较高时侧 – 侧吻合往往十分困难。因此，施行腹腔镜胃癌手术的外科医生宜同时掌握不同吻合技术，充分了解不同吻合方法的特点和利弊，扬长避短，依据不同的临床情况，选择最合理最熟悉的重建方法，确保手术疗效和安全性。

009
腹腔镜保留幽门胃切除术治疗
早期胃体癌一例

病历摘要

患者一般情况： 女性，61岁。主因"上腹部不适7年加重1周"入院。

现病史： 7年前无明显诱因出现间断上腹部疼痛，尤以进食较硬食物为著，休息后可稍缓解，偶伴恶心。1周前腹痛症状加重，行胃镜检查，结果示：胃体大弯侧见一不规则指状隆起性肿物突入管腔，长径约3 cm。诊断为：胃隆起性病变，慢性胃炎。病理示：部分腺体呈高级别上皮内瘤变伴局灶癌变。

既往史： 无特殊。

查体： 腹部查体未见明确阳性体征。

实验室检查：血常规、血生化、肿瘤标志物等未见明确异常。

影像学检查

腹部增强 CT 示（图 9-1）：胃体大弯侧局部胃壁增厚，厚度为 1.1 cm（红色箭头指向），平扫 CT 值为 37 HU（图 9-1A、图 9-1B 平扫），增强后 CT 值为 63 HU（图 9-1C～图 9-1E，动脉期和静脉期），浆膜光滑，胃周围未见明确肿大淋巴结；未见明确其他远隔脏器转移征象。

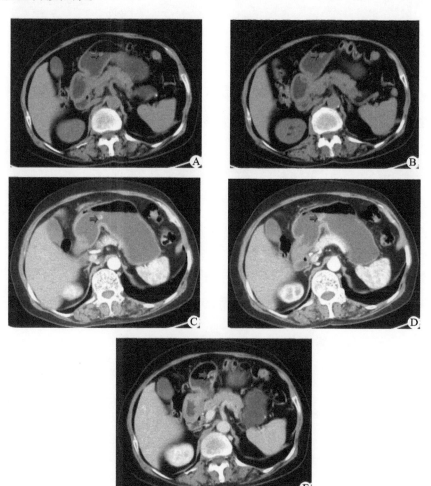

图 9-1　腹部增强 CT 不同时期影像

胃镜检查

胃镜：病变距齿状线 48 cm，胃体大弯侧见直径为 3 cm 的带蒂息肉样隆起（图 9-2），表面粗糙伴出血。

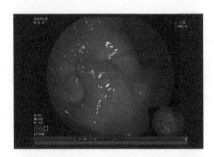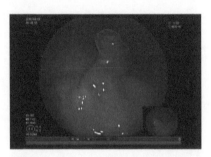

图 9-2 胃镜

超声胃镜：病变起源于黏膜层（图 9-3），呈等回声，凸向腔内生长，内部回声均匀，黏膜下层完整。

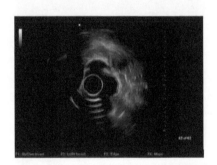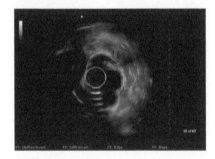

图 9-3 超声胃镜图片

内镜分期：胃癌（M，$cT_{1a}N_0M_0$，ⅠA 期）。

术前病理：外院病理组织切片于我院会诊后考虑胃体大弯侧表浅胃黏膜腺上皮呈高级别上皮内瘤变或呈原位癌变，不能除外浸润性腺癌。

诊断：胃癌（M，$cT_{1a}N_0M_0$，ⅠA 期）。

诊疗经过

术前准备情况：患者入院后完善相关检查考虑肿瘤临床病理分期为胃癌（M，$cT_1N_0M_0$，ⅠA 期），肿瘤分期较早，同时肿瘤病灶距离幽门＞4 cm，病灶主体位于胃体，符合保留幽门胃大部切除术手术适应证，术者拟行术中胃镜定位联合腹腔镜保留幽门胃部分切除术、腹腔淋巴结清扫术（D1+）、残胃端端吻合（overlap）术。

手术情况

手术名称：术中胃镜定位联合腹腔镜保留幽门胃部分切除术、腹腔淋巴结清扫术（D1+）、残胃端端吻合（overlap）术（图 9-4～图 9-10）。

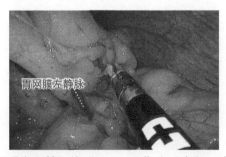

图 9-4　显露胃网膜左血管，施"Hem-lock"夹后离断，清扫第 4 组淋巴结

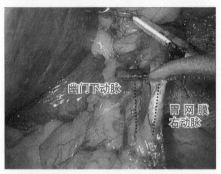

图 9-5　分离显露胃十二指肠动脉、胃网膜右动脉、幽门下动脉，Hem-lock 离断网膜右动脉，同时清扫第 6 组淋巴结，保留幽门下动静脉

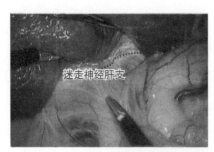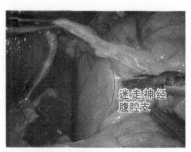

图 9-6　小弯侧游离显露迷走神经肝支及腹腔支

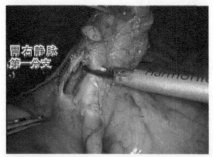

图 9-7　分离显露胃右血管第一分支后切断，清扫第 5 组淋巴结

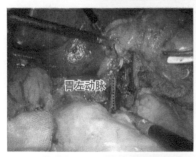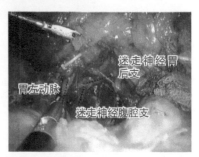

图 9-8　沿胃右动脉分离显露肝固有、肝总动脉、腹腔干、胃左动脉，清扫第 7、
第 8、第 9、第 11p 淋巴结，分离迷走神经干、迷走神经腹腔支及胃后支

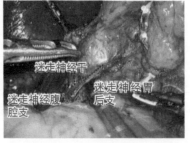

图 9-9　直视下切断迷走神经胃后支，保留腹腔支，沿小弯侧清扫第 1、第 3 组
淋巴结

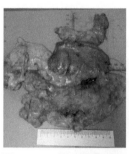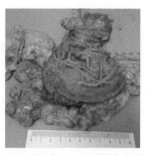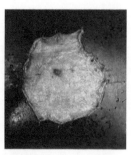

图 9-10　术后残胃由经脐下切口取出，可见胃体大弯侧一直径为 3 cm 的病灶；病理科予以组织标本固定、取材，进行病理学分析

3. 术后病理及组织学分期（图 9-11）

胃体隆起型中分化腺癌，少部分呈低分化腺癌，癌瘤侵至黏膜下层，脉管见侵犯，两侧手术断端未见癌残留，第 3 组淋巴结 0/8、第 4 d 组淋巴结 0/3、第 5 组淋巴结 0/3、第 6 组淋巴结 0/3 枚、第 7 组淋巴结 0/6、第 8 组淋巴结 0/6 枚。

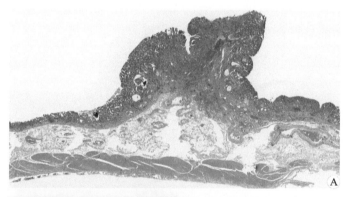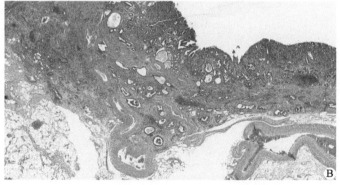

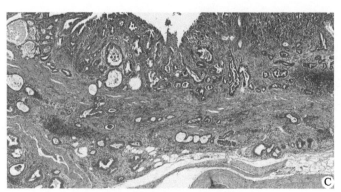

注：A. HE×20；B. HE×40；C. HE×100

图 9-11　术后病理

病理分期：胃癌（M，$pT_{1b}N_0M_0$，ⅠA 期）。

术后恢复情况

术后患者恢复顺利；术后第 3 日胃肠功能恢复；术后第 5 日进食半流食；术后第 6 日上消化道造影（图 9-12）示造影剂顺利通过，胃蠕动功能良好；术后第 7 日顺利出院。上消化道造影显示吻合口造影剂通过顺利，胃蠕动良好，未见明显吻合口狭窄及造影剂外溢等影像。

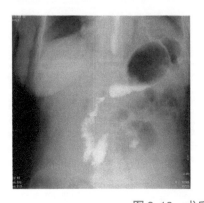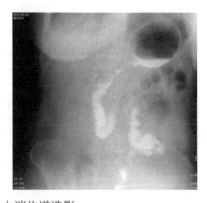

图 9-12　术后上消化道造影

术后辅助治疗

术后患者肿瘤分期为ⅠA 期，无淋巴结转移，无须进行后续辅助化疗，建议术后定期随访复查。

📋 病例分析

保留幽门的胃切除术（pylorus-preserving gastrectomy， PPG）是在提高术后生活质量的同时，达到根治性切除的治疗方式。早期胃癌的微创手术治疗主要包括：近端胃切除术、节段性胃切除术、胃局部切除术及内镜与腹腔镜双镜联合胃部分切除术。

本例患者最大的治疗难点在于对早期胃癌实施保留幽门胃切除手术适应证的把握，在治疗早期胃癌时应包括四方面重要因素：①减少胃切除范围；②保留幽门；③保留迷走神经；④胃周围淋巴结转移情况的评估。其手术适应证包括：①肿瘤局限于黏膜层或黏膜下层，且不合并胃周围淋巴结转移，即临床分期为 $cT_1N_0M_0$；②肿瘤主体位于胃体中部；③病灶距幽门至少 > 4 cm。该患者入院后完善腹部增强CT、超声胃镜、内镜活组织检查提示胃癌诊断明确，胃周围未见明确肿大淋巴结，未见明确远隔脏器转移征象，综合上述检查结果判定肿瘤临床病理分期为胃癌（M，$cT_1N_0M_0$，ⅠA期），考虑肿瘤分期较早，未见明确手术禁忌证，同时肿瘤病灶距离幽门 > 4 cm，病灶主体位于胃体中部，符合 PPG 手术适应证。

同时充分告知患者及家属内镜黏膜下剥离术（endoscopic submucosal disection，ESD）亦是可选治疗方案，但 ESD 存在术后追加手术的可能，且早期胃癌有一定淋巴结转移概率；PPG 手术较 ESD 术创伤相对较大，但相较根治性远端胃切除来讲，其能够在根治性切除的基础上，同时保留幽门下血管及迷走神经肝支、腹腔支、幽门支，相较而言能最大限度地保留胃功能，降低术后倾倒综合征、胃排空障碍、胆汁反流、吻合口漏等并发症发生概率，PPG 手术还具有良好的食物储存功能，能够显著改善患者的远期生存质量及预后，从肿瘤的根治性和保护胃功能之间达到了一定的平衡。

Tsujiura 等学者对 465 例腹腔镜 PPG 手术患者进行单中心回顾性分析发现，5 年总体生存率及无病生存率均为 98%，仅有 2 例患者术后复发，但不在残胃及局属淋巴结范围内；营养状况显示总蛋白及白蛋白在术后 6 个月显著升高，1 年后降至正常术前水平；血红蛋白在术后 1 年恢复至术前水平；体脂率在术后 1 年可恢复至术前的 93%。与此同时，有研究对比分析了 PPG 手术与远端胃大部切除术的远期预后，其结果显示，PPG 与远端胃切除术 5 年生存率分别为 98.4% 和 96.6%（P=0.07），差异无统计学意义；因而，未来我们应该更加重视腹腔镜 PPG 手术治疗胃中部早期胃癌，为精准医疗的进一步开展提供理论指导。

📋 病例点评

本例患者经过术前检查评估为早期胃体癌，肿瘤分期为ⅠA期，符合 PPG 手术适应证，由于肿瘤病灶小，为完整切除病灶，达到有效的安全切缘，同时最大程度保留胃功能，术中实施胃镜、腹腔镜双镜联合保留幽门的胃大部切除手术，该术式具有提高患者生活质量的优势，在治疗早期胃癌中具有一定潜力；但是肿瘤学安全性的确认，以及包括双镜联合手术在内的多种治疗方式，仍需严格的技术标准化，有待大样本多中心的前瞻性随机对照试验提供理论及技术支持。

010
腹腔镜全胃切除术后吻合口漏一例

病历摘要

　　患者一般情况：女性，58 岁。

　　现病史：2 个月前进食油腻食物后出现上腹部疼痛，为胀痛，可耐受，无放射，持续约 10 min，进食后可减轻，偶有反酸、烧心。此后反复出现上腹部空腹痛，逐渐加重，VAS 评分为 3 ～ 4 分，持续 1 ～ 2 小时，进食或口服 PPI 后可缓解。2 周前就诊于当地医院，行胃镜检查提示：胃体小弯近胃角处可见一个直径为 2.5 cm 溃疡，诊断为慢性非萎缩性胃炎伴糜烂，胃体溃疡恶变不除外。病理：胃体中低分化腺癌，胃窦活动性中度慢性炎，中度肠化，HP（－）。

既往史：高血压 10 余年，血压最高 160/90 mmHg，目前口服厄贝沙坦、硝苯地平缓释片治疗。高脂血症 3 年。

查体：无明显阳性体征。

实验室检查：（血常规、血生化、肿瘤标志物等）未见明显异常。

影像学检查

腹盆腔 CT 平扫＋增强：黄色箭头所示为胃小弯处肿物，蓝色箭头为多发的肿大淋巴结（图 10-1）。

胃小弯局部胃壁黏膜增厚、僵硬，厚约 1.2 cm，增强后胃壁明显强化，相应浆膜面略模糊，胃小弯及邻近腹膜后间隙多发稍大结节影，腹膜后脾动脉稍上方者较大，短径约为 0.9 cm，强化后轻度强化。

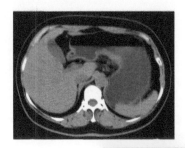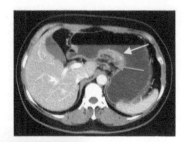
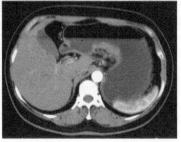

图 10-1　腹盆腔 CT 平扫＋增强不同时期影像

胃镜检查：胃体小弯侧可见一巨大溃疡型病变，底覆白苔，触之易出血。超声所见（图 10-2）：病变区黏膜增厚，呈低回声，内部回声不均匀，五层结构消失，局部似突破浆膜层，病变截面

笔记

大小约为 1.19 cm×3.34 cm，周围可见两枚淋巴结，较大截面约为 0.8 cm×0.6 cm。

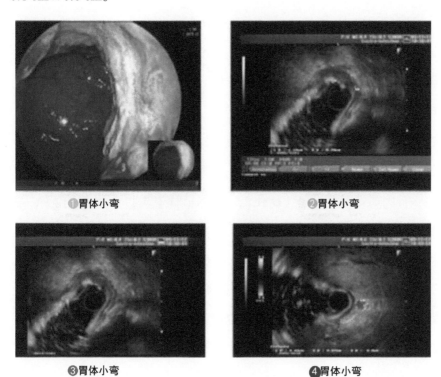

❶胃体小弯   ❷胃体小弯

❸胃体小弯   ❹胃体小弯

图 10-2　超声内镜

术前病理：（胃角近体侧）粟粒大胃黏膜组织 6 块，腺癌浸润。

初步诊断：胃癌（ML，$cT_{4a}N_1M_0$，Ⅲ A 期）

诊疗经过

术前检查准备情况

入院后行相关检查，胃恶性肿瘤诊断明确，结合病史及辅助检查结果，手术指征明确，在全麻下行腹腔镜下全胃切除术＋腹腔淋巴结清扫术（D2）＋食管空肠侧侧吻合＋空肠－空肠侧侧吻合术＋

术中胃镜。

手术情况

腹腔镜探查：患者取平卧分腿位，麻醉成功后，常规消毒、铺巾、盖膜。取脐孔下缘小切口切开皮肤（A孔），穿刺制造二氧化碳气腹至压力为 12 mmHg，自 A 孔穿入 10 mm trocar 进镜探查：腹腔内无损伤、无出血，未见腹水及腹膜转移。取左锁骨中线平脐（B孔）、左侧腋前线肋缘下切口（C孔），于 C 孔穿入 12 mm trocar 进器械探查：腹盆腔未见积液，肝脏大小正常，边缘锐，肝浆膜面光滑未见结节。遂取右侧锁骨中线平脐（D孔）、右侧锁骨中线肋缘下（E孔），继续探查见小肠、结肠未探及异常，肠系膜根部未见明显肿大淋巴结。胃体小弯侧可见肿物，大小约 3 cm×5 cm，肿物口侧与贲门关系无法明确，遂行术中胃镜定位，胃镜示肿物位于胃小弯侧，肿物上缘距离贲门约 2 cm。根据探查情况拟行腹腔镜根治性全胃切除术（R0，D2，Roux-en-Y 吻合，later-cut）。

手术步骤：沿横结肠附着处切开大网膜，右侧至肝曲，左侧至脾曲，显露并断扎胃网膜左血管，清扫第 4 组淋巴结（图 10-3）。解剖胃结肠干，断扎胃网膜右动静脉，清扫第 6 组淋巴结（图 10-4），于肝下缘处切除小网膜，解剖肝十二指肠韧带，断扎胃右动静脉（图 10-5），清扫第 5 组淋巴结，游离十二指肠，距幽门环以远 2 cm 切割闭合器切断十二指肠（图 10-6）。解剖并断扎胃左动静脉，清扫第 7 组淋巴结，显露腹腔干，肝总动脉，肝固有动脉，脾动脉，清扫第 8、第 9、第 11p 组淋巴结（图 10-7）。上行解剖分离贲门左、右侧，直线切割离断贲门上 2 cm 处食管（图 10-8），完整移除全胃及网膜。距屈氏韧带 30 cm 空肠对系膜缘及食管侧壁打孔，置入腔镜下直线切割闭合器，行食管空肠侧侧吻合，倒刺缝线连续缝合食管空肠共同开口。距食管空肠吻合口约 5 cm 处离断近端空肠，肠管对系膜缘与近段空肠行空肠 – 空肠侧侧吻合，3–0 可吸收线连续缝合共同开口。留置胃管至空肠 – 空肠吻合口远端输入襻。查腹内无活动性出血，经肝下食道吻合口旁及十二指肠残端放置引流管两根，经戳孔 D、E 孔引出，脾窝引流经 C 孔引出。清点器械纱布无误后，逐层关腹，结束手术，手术顺利，术中出血量 50 ml，术后安返病房。

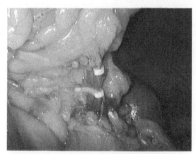

图 10-3　显露并断扎胃网膜左血管，清扫第 4 组淋巴结

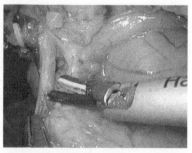

图 10-4　解剖胃结肠干，断扎胃网膜右动静脉，清扫第 6 组淋巴结

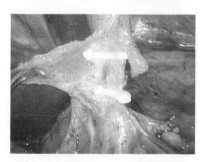

图 10-5　于肝下缘处切除小网膜，解剖肝十二指肠韧带，断扎胃右动静脉，清扫第 5 组淋巴结

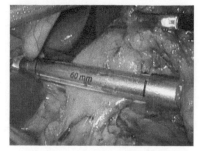

图 10-6　距幽门环以远 2 cm 切割闭合器切断十二指肠

笔记

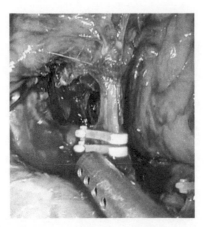

图 10-7　解剖并断扎胃左动静脉，清扫第 7 组淋巴结，显露腹腔干，肝总动脉，
肝固有动脉，脾动脉，　清扫第 8、第 9、第 11p 组淋巴结

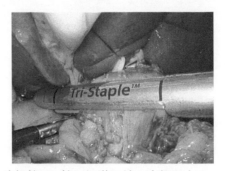

图 10-8　清扫第 1、第 2 组淋巴结，贲门以上 2 cm 离断食管

术后病理

（全胃及大、小网膜）切除全胃及部分十二指肠及食管
（图 10-10）：大弯长 20 cm，小弯长 15 cm，间距 5 cm。十二
指肠长为 1 cm，周径为 3 cm，部分食管壁，长为 2.0 cm，周径
为 1.5 cm。距食管断端 3 cm，十二指肠断端 6 cm，见一 6.0 cm×
2.5 cm×1.0 cm 溃疡型肿物。

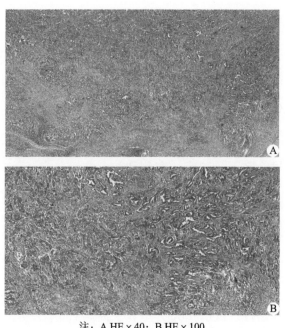

注：A.HE×40；B.HE×100

图 10-10　术后病理

镜检：胃溃疡型中 – 低分化腺癌。癌瘤侵透肌层达浆膜下。脉管见侵犯。两侧手术断端未见癌残留。大、小弯未见淋巴结。大网膜脉管内见癌栓。

另送第 4sa 组淋巴结、第 5 组淋巴结为脂肪组织未见癌;（第 3 组）淋巴结 1/5 枚、（第 8、第 9 组）淋巴结 2/4 枚、（第 11 组）淋巴结 2/3 枚、（第 4 组）淋巴结 2/2 枚均见癌转移;（第 2 组）淋巴结 2 枚、（第 4sb 组）淋巴结 4 枚、（第 4 d 组）淋巴结 2 枚、（第 6 组）淋巴结 7 枚、（第 7 组）淋巴结 3 枚、（第 12a 组）淋巴结 5 枚均未见癌转移。

胃癌免疫组织化学染色：D2–40、CD34 及 CD31 示脉管、CK（＋）、Ki–67 肿瘤（40%＋）、P53（部分＋）、Desmin（显示断裂的肌层）、Mucin–6（部分＋）、Muc–5AC（部分＋）、Mucin–2（－）、CD10（－）、CDX–2（－）、Vilin（＋）、Gastrin（－）、Her–2（－）。

最终诊断胃癌（ML，$pT_3N_{3a}M_0$，Ⅲ B 期）。

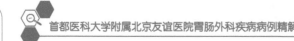
术后恢复情况

术后肝下引流量持续较少，术后第 3 天调整肝下引流管位置，术后第 5 天行左侧胸腔穿刺置管引流，引流出淡黄色液体，术后第 7 天行上消化道造影示：食管空肠吻合口处有吻合口漏，余未见明显异常。术后第 8 天行脾周积液穿刺置管引流术，引流出黄色浑浊液体。术后第 9 天拔除肝下、脾窝、左侧胸腔引流管。术后 19 天复查上消化道造影示食管残端漏。行电子胃镜检查示：食管残端漏，组织未愈合，予以内镜下放置空肠营养管。停用肠外营养，给予肠内营养液继续治疗。术后第 36 天，经口进流食，拔除空肠营养管。术后第 39 天痊愈出院。

术后辅助治疗： FOLFOX 方案 6 个周期。

病例分析

全胃切除术后食管空肠吻合口漏（esophagojejunal anastomotic leakage, EJAL）是根治性全胃切除术后严重并发症之一，因其具有较高的病死率，且导致患者术后住院时间延长，住院费用增加，生活质量下降，甚至影响患者远期生存，因此受到外科医生的普遍关注。既往研究报道，胃癌术后 EJAL 发生率差异较大（1% ～ 11%），说明其存在潜在可控性。术前血清白蛋白水平低、肺功能不全，以及手术时间长是发生 EJAL 的独立危险因素。因此，临床上对于有上述高危因素的胃癌根治性全胃切除患者，在围手术期应予以针对性防治。本例患者为中老年女性，胃体中段癌，局部进展期，行腹腔镜根治性全胃切除，手术顺利。术后第 7 天行上消化道造影示：食管空肠吻合口处有吻合口漏。术后经过穿刺引流、抗感染、抑制消化液分泌等对症治疗，肠内营养支持治疗。术后第 36 天，经口进流食，拔除空肠营养管。术后第 39 天痊愈出院。

营养支持疗法是全胃切除术后必不可少的内容。近年来大量研究证实肠内营养相对肠外营养有显著优点，价格低廉、能够刺激胃肠道激素及胆囊收缩素的分泌，促进胃肠蠕动和胆囊收缩，同时符合生理状态，可以保护胃肠黏膜细胞结构和功能的完整性，避免肠源性感染的发生。因此，肠内营养作为首选，广泛应用于胃肠病患者围手术期的营养支持方案。

目前常用的肠内营养方式包括留置鼻空肠管与空肠造口术，前者为非手术置管，后者为手术中置管。鼻空肠营养管所引起的消化道刺激可造成患者恶心、呕吐等不适症状，并可增加鼻咽部不适导致患者厌烦心理。空肠造口肠内营养则避免了这些缺点，其可在进行空肠营养的同时对患者的胃腔减压，患者无明显不适感，心理负担小，降低了鼻咽部疼痛，以及呼吸道感染等并发症的发生率，但同时其可能造成腹腔感染、术后肠梗阻等相关置管并发症。目前暂无多中心针对留置鼻空肠管与空肠造口术的临床研究分析报道。

📋 病例点评

根据患者术前肿瘤分期评估，为保证足够切缘，采取根治性全胃切除术是合理的。淋巴结清扫采取标准的 D2 根治术。本患者术后出现吻合口漏是根治性全胃切除术后严重并发症，一旦出现，预后较差，死亡率很高。吻合口漏重在预防，包括：①术前积极纠正贫血、低蛋白血症，必要时可输注红细胞悬液及人血白蛋白；②改善局部组织条件，包括幽门梗阻患者术前胃肠减压、洗胃，新辅助化疗后选择合适的手术时机等；③术中应做到精细操作，避免造成器官的副损伤，遵循吻合的基本原则；④合理选择和使用吻合器；⑤术后妥善在吻合口旁放置引流管，充分引流渗液，积极预防和治疗其他并发症。一旦发生吻合口漏，治疗原则以充分引流、抗感染、减少肠内容物外漏、促进漏口愈合为主。视腹膜炎体征的程度及范围决定是否需再次手术治疗，其中最主要的是充分引流，不必强行修补漏口，配合禁食水、胃肠减压、营养支持、生长抑素等手段进行有效治疗。多能治愈，部分患者亦可考虑内镜支架、封堵或内镜夹夹闭漏口等治疗手段。

011
腹腔镜食管胃结合部癌根治切除 + 下纵隔淋巴结清扫一例

病历摘要

患者一般情况： 男性，68岁。

现病史： 5个月前无明显诱因出现上腹部胀痛，以进食后为著，无明显规律性，偶伴恶心。5个月来上述症状反复发作，逐渐加重，偶伴黑便，进食量减少，就诊于当地医院行胃镜检查示贲门处可见不规则样隆起，向下延至胃体小弯侧，黏膜糜烂触之质硬，易出血，胃体脑回状，胃体黏液浑浊，胃角形态规整，胃窦黏膜光滑，十二指肠球部可见一息肉样隆起，大小约为 1.2 cm×1.0 cm×0.8 cm，病理提示胃腺癌，门诊以"胃腺癌"（UM，$cT_3N_xM_0$）收入我科。患者自发病以来，体重下降 4kg。

既往史：15 年前因外伤致左足内踝骨折行手术治疗，术后恢复良好（具体不详）。

查体：无明显阳性体征。

实验室检查：无明显异常。

影像学检查

腹盆腔增强 CT：胃腔充盈可。胃底部（贲门周围）胃壁增厚，最厚处约为 2.0 cm，病灶局部部分浆膜面欠光滑，病灶平扫 CT 值约为 34 HU，增强后约为 83 HU、76 HU，病变周围脂肪间隙内见数个小淋巴结，最大者短径约为 1.0 cm。印象：胃底部贲门周围局限性胃壁增厚，胃癌可能大（$T_3N_0M_0$）（图 11-1 箭头所示为胃底部贲门周围局限性增厚的胃壁）。

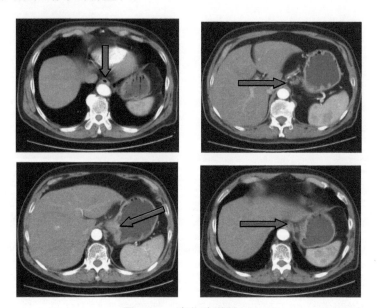

图 11-1　腹盆腔增强 CT

上消化道造影：贲门形态欠规则，胃底可见局限性充盈缺损，范围约为 4.0 cm×2.2 cm，黏膜破坏，边界不清。印象：胃底不规则充盈缺损，考虑恶性肿瘤可能大，贲门受累不除外（图 11-2 箭头所示为胃底部充盈缺损）。

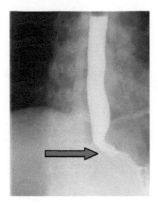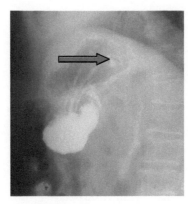

图 11-2　上消化道造影

超声内镜（图 11-3）：距门齿 41 ～ 44 cm 贲门处可见不规则隆起样病变，局部狭窄内镜勉强通过，病变中心溃疡形成，贲门距门齿 41 cm。贲门病变处五层结构消失，可见低回声病变，约环 2/3 管周，局部突破浆膜，周围可见肿大淋巴结，最大约为 0.9 cm × 0.9 cm。印象：贲门癌（进展期），贲门周围肿大淋巴结，转移可能。

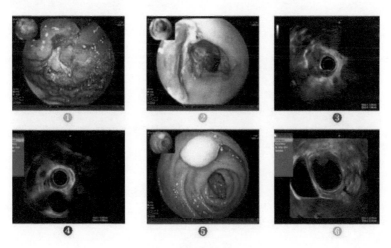

图 11-3　超声内镜图片

术前病理（外院）：（胃底）腺癌。

初步诊断：食管胃结合部腺癌（Siewert Ⅱ型，$cT_{4a}N_xM_0$）。

诊疗经过

术前准备情况

入院后积极完善相关术前检查及准备，未见明显手术禁忌，术者及团队医师均看过患者及病情资料，考虑食管胃结合部腺癌，且位置偏高，纵隔可见肿大淋巴结，拟行腹腔镜辅助下全胃切除＋十二指肠部分切除＋食道部分切除＋根治性腹腔及下纵隔淋巴结清扫术＋食管－空肠端侧吻合＋空肠－空肠端侧吻合＋空肠营养管置入术（R0，D2，Roux-en-Y 术式）。

手术情况：根据患者情况，行根治性全胃切除术（R0，D2，Roux-Y 吻合），手术情况见图 11-4。手术顺利，术中出血量 100 ml。

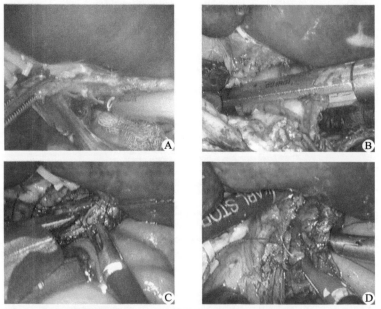

注：A：清扫下纵隔淋巴结；B：腹腔镜切割闭合器离断食管下段；C：直线切割闭合器将空肠与食管吻合；D: 倒刺缝线连续缝合关闭食管 - 空肠吻合共同开口

图 11-4　根治性全胃切除

术后病理： 食管胃连接部中分化腺癌。癌瘤侵透肌层达浆膜下。另送（食道残端）及十二指肠断端未见癌残留，大网膜未见癌。胃大小弯未见淋巴结。另送（第 1 组）淋巴结 2/2 枚、（第 3 组）淋巴结 14/19 枚、（第 9 组）淋巴结 1/1 枚均见癌转移。（第 7 组）淋巴结 1 枚、（第 110、第 111 组）淋巴结 5 枚均未见癌转移。（第 2 组）平滑肌组织未见癌。（第 112 组）淋巴结 2 枚未见癌转移。第 4 组淋巴结、第 5 组淋巴结、第 6 组淋巴结、第 8、第 11p 组淋巴结、第 12a 组淋巴结为纤维脂肪组织未见癌。胃癌免疫组织化学染色：D2-40、CD34 及 CD31 示脉管见侵犯、CK（＋）、Ki-67 肿瘤（50%＋）、P53（部分＋）、Mucin-6（－）、Muc-5AC（部分＋）、Mucin-2（－）、CD10（－）、Her-2（1+）。

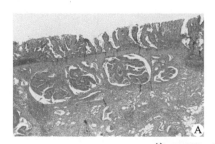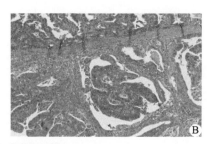

注：A.HE×40；B.HE×100

图 11-5　术后病理，食管胃连接处中分化管状腺癌

术后恢复情况： 患者术后恢复良好，术后第 4 日排气，第 5 日排便并进流食，同时行上消化道造影，未见吻合口漏及吻合口狭窄（图 11-6），术后一周，可进半流食，无特殊不适，顺利出院。

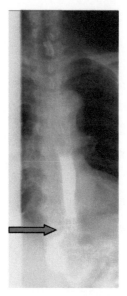

图 11-6 上消化道造影

术后诊断: 食管胃结合部腺癌(Siewert Ⅱ型,$pT_3N_3M_0$,ⅢB期)。

术后辅助治疗: SOX方案,术后定期随访。

病例分析

患者为老年男性,术前胃镜示病灶口侧位于齿状线,肛侧距齿状线下4 cm,病变中心位于齿状线下2 cm,病理类型为中分化腺癌,属于食管胃结合部腺癌(Siewert Ⅱ型),结合《NCCN指南》及《日本胃癌治疗指南》,实施根治性手术切除实为重要治疗措施。

根据Siewert分型决定AEG的切除范围已成为东西方学者之共识,其中Siewert Ⅰ型AEG应采用和远端食管癌相同的切除范围;Siewert Ⅲ型AEG则建议参照《日本胃癌治疗指南》的规定采用全胃切除术;而对于Siewert Ⅱ型AEG,则尚有争议。一项来自美国ACS-NSQIP和SEER两大数据库的大样本回顾性研究发现,实施远端食管切除者采用MDT治疗模式的比例明显高于实施全胃切除者,由此带来的结果是前者的总生存期显著高于后者。因此，欧美学者一般不建议 Siewert Ⅱ 型 AEG 行全胃切除术。但在亚洲国家，AEG 则由腹部外科或胃肠外科医师实施手术，治疗原则更多地参考了《日本胃癌治疗指南》的规定。《日本胃癌治疗指南》明确指出当胃上部癌术前分期为 $cT_2 \sim T_{4a}$ 或考虑存在淋巴结转移者应该行全胃切除术，仅有 cT_1N_0 者可考虑行近端胃切除术。且鉴于东西方胃癌发病特点及实际综合因素，大多数亚洲学者仍然建议对于 Siewert Ⅱ 型 AEG 采用全胃切除术。

术中腹腔镜探查所见肿瘤位于胃底、胃体近贲门，质硬，肿瘤直径约 6 cm，浆膜面受侵，胃周可见明显肿大淋巴结。且术前超声胃镜提示为 cT_{4a} 期，腹部 CT 可见贲门周围及食管下段可见肿大淋巴结，根据相关文献，下纵隔和裂孔部位淋巴结有转移可能，遂术中决定行根治性全胃切除术（R0，D2，Roux-Y 吻合），清扫下纵隔及裂孔部位淋巴结。

下纵隔淋巴结包括食管下段淋巴结（第 110 组）及膈上淋巴结（第 111 组）。因为缺乏明确解剖分界，在诸多研究中被统称为下纵隔淋巴结。依据 Siewert 分型的不同，下纵隔淋巴结转移率也存在差异，研究表明，下纵隔淋巴结转移率在 Siewert Ⅰ、Ⅱ、Ⅲ 型中分别为 46.2% ~ 65.0%、12.0% ~ 29.5% 和 6.0% ~ 9.3%；而所有类型的 AEG 腹腔淋巴结转移率均较高。多项研究显示下纵隔淋巴结转移是 AEG 预后的独立影响因素。因此，在明确腹腔淋巴结清扫范围的前提下，胸腔淋巴结清扫策略是 AEG 清扫的关键。

根据术前分期，本例病例考虑不除外下纵隔淋巴结转移，采用腹腔 D2 淋巴结清扫 + 下纵隔淋巴结清扫是合理和安全的，可以从根本上达到 R0 切除的效果。

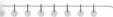
病例点评

　　本例患者术前评估完善、肿瘤分期明确，根据肿瘤位置、术前影像学检查行根治性全胃切除＋腹腔 D2 淋巴结清扫＋下纵隔淋巴结清扫术是可行的。但经腹清扫下纵隔淋巴结难度巨大，源于食道裂孔及其上部食道间隙狭窄，解剖界限不明朗，操作困难，因此本例患者的治疗难点在于腹腔镜下下纵隔淋巴结清扫范围和具体手术实施过程，术者需要过硬的腹腔镜手术技巧和术中应变能力，同时对于下纵隔解剖了然于心，对解剖和清扫顺序要灵活机动，术中辨明胸膜及下肺静脉具体解剖位置至关重要，本例患者术后恢复顺利，无严重并发症发生。术后病理结果证实淋巴结转移较多，虽然下纵隔淋巴结转移为阴性，但其淋巴结清扫方式及范围是很有必要的。目前下纵隔淋巴结具体手术清扫尚无程式化模式，需待进一步研究与开拓。

笔记

012
腹腔镜中转开腹远端胃联合脾脏切除一例

病历摘要

　　患者一般情况：男性，63岁。

　　现病史：半年前无明显诱因出现反酸、烧心，以午后为著，无腹痛、腹胀，无恶心、呕吐，进食及口服奥美拉唑、铝镁加后可缓解，未予以重视。上述症状间断发作，2月余前，反酸、烧心症状较前加重，就诊于当地医院行胃镜检查示：胃体病变性质待定（胃体大弯侧下部见一凹陷性糜烂，触之易出血）；非萎缩性胃炎；HP：阴性。胃体病变取病理，结果回报：（胃体）胃黏膜轻－中度慢性炎伴糜烂，活动期，中度肠上皮化生，腺体中度异型增生，伴重度异型增生（高级别上皮内瘤变），部分区腺体融合，不除外早期癌变。为求进一步治疗，于我院门诊以胃癌收入消化内科，行胃早癌 ESD，术后病理示：（胃体）胃黏膜中分化管状腺癌。癌瘤侵犯黏膜下层，最大浸润深度约为 2 mm。癌瘤侵犯脉管。周围胃黏膜呈慢性萎缩炎伴肠上皮化生。黏膜组织内未见溃疡及瘢痕性病变。水平切缘未见癌，肿瘤灶性紧邻基底切缘。术后患者恢复良好，无明显不适。鉴于肿瘤灶临近基底切缘，为求进一步治疗收入我科。自发病以来，患者一般精神状态可，食欲可，大小便正常，夜间睡眠良好，体重无明显减轻。

既往史：无高血压、心脏病史，无糖尿病、脑血管病、精神疾病史。无肝炎史、结核史、疟疾史。有手术史，5 年前曾行痔手术。无输血史，无食物、药物过敏史，预防接种史不详。

查体：无明显阳性体征。

实验室检查：血常规、血生化、肿瘤标志物等无明显异常。

影像学检查

腹盆腔增强 CT：胃体大弯侧局部胃壁凹凸不平，建议结合内镜检查（图 12-1，红色箭头所指处为病变处）。

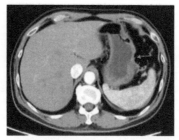

图 12-1　腹盆腔增强 CT 动脉期影像

胃镜检查（图 12-2）：于胃体大弯可见一个 3 cm×4 cm 大小扁平隆起性病变；病变表面凹凸不平；放大内镜观察可见微结构、微血管紊乱，部分胃小凹微结构消失，血管明显增粗、迂曲。诊断：早期胃癌。

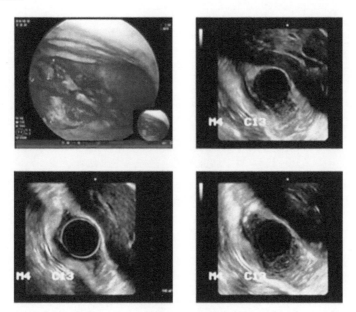

图 12-2　ESD 术前超声胃镜

超声内镜：病变呈低回声病变，起源于黏膜层，黏膜肌层增厚，局部可疑累及黏膜下层，黏膜下层尚完整。

胃镜病理：（ESD）黏膜组织一块（8.0 cm×6.5 cm），表面见一浅表隆起（ⅡA 期，直径为 2.5 cm）。

镜检：（胃体）胃黏膜中分化管状腺癌。癌瘤侵犯黏膜下层，最大浸润深度约 2 mm。癌瘤侵犯脉管。周围胃黏膜呈慢性萎缩炎伴肠上皮化生。黏膜组织内未见溃疡及瘢痕性病变。水平切缘未见癌，肿瘤灶性紧邻基底切缘。

免疫组织化学染色：D2-40、CD31 及 CD34（脉管 +）；Mucin-2（部分 +）、Mucin-6（部分 +）、Muc-5AC（+）、CD10（灶性 +）；CK（+）、Ki-67（约 60%）、P53（部分 +）、Desmin（肌层 +）、Gastrin（-）、CDX2（-）、Villin（+）、HP（-）。特殊染色：

EVG、ECG+HE（显示静脉内可见癌栓），PAS（部分＋）、AB–PAS（部分＋）。

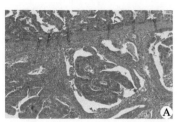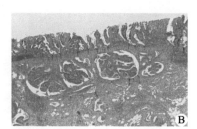

注：A.HE×40；B.HE×100

图 12-3　胃镜活检病理，胃黏膜中分化管状腺

初步诊断：胃癌（M，$pT_{1b}N_0M_0$，ⅠA 期）。

诊疗经过

患者入院后积极完善相关检查，考虑为"胃恶性肿瘤"，术前检查未见明显手术禁忌证，遂于全麻下行腹腔镜探查，开腹根治性远端胃大部切除术（D2，Billroth Ⅱ，布朗吻合）＋脾脏切除术＋术中胃镜定位，手术顺利，术后给予抗感染、补液、抑酸、镇痛等对症治疗。患者一般状况可，伤口愈合良好，后顺利出院。

手术情况

腹腔镜探查：根据术中情况行开腹根治性远端胃大部切除术（D2，Billroth Ⅱ，布朗吻合）＋脾脏切除术。手术顺利，术中出血量约 180 ml。

术后病理

部分切除胃：大弯长 15 cm 小弯长 10 cm，间距 4 cm。距近断端 7 cm、远断端 2.5 cm 处大弯侧见一个溃疡直径为 1 cm。脾脏大小 13 cm×7 cm×3 cm，切面未见著变。镜检：胃黏膜呈慢性萎缩性炎，伴肠上皮化生，局灶性异物巨细胞反应，未见癌残留（免疫组化 CK–）。大弯侧淋巴结 2/2 枚癌转移；小弯侧淋巴结 1/1 枚癌转移，大网膜未见癌转移。脾脏轻度淤血。另送（第 1 组淋巴结）为脂肪组织未见癌；（第 3 组）淋巴结 2 枚、（第 6 组）淋巴结 1 枚、（第 7 组）淋巴结 7 枚、（第 8 组）淋巴结 3 枚、（第 10 组）淋巴结 1/1 枚未见癌转移；（第 4 组）淋巴结 1/1 枚见癌转移。

病理分期：胃癌（M，$pT_{1b}N_2M_0$，ⅡA 期）。

术后恢复情况：术后恢复良好，术后第 4 天排气、排便，无出血、吻合口漏等严重并发症。

📋 病例分析

患者为 ESD 术后，病理结果显示肿瘤紧邻基底切缘，癌瘤侵犯脉管，未达到根治性切除的标准，应行追加手术治疗。本例患者术前评估为早期胃癌，可采用 D1 淋巴结清扫。本例患者由于已行 ESD 手术，病灶位置和范围无法精准定位，增加了手术难度。如采用全胃切除，虽然达到了根治目的，但由于患者的实际病灶范围较小，可保留更多胃组织，可行远端胃切除术。

为了能更好地定位病灶范围，我们决定采用术中胃镜联合腹腔镜的双镜联合技术。双镜联合是近年新兴出现的腹腔镜和内镜联合技术，在胃早期癌中的应用包括两个方面：精确定位和内镜下治疗。通过术中胃镜对病灶的定位，使得胃的切除范围更加准确。

术中见胃周可触及数个肿大淋巴结，胃体大弯侧近脾脏之大网膜可探及一直径约为 1 cm 结节灶，切取手术中冰冻病理示腺癌，该结节是否为转移淋巴结冰冻病理无法确认，肿瘤所在区域胃壁和脾脏粘连，脾门淋巴结肿大。考虑患者已有淋巴结转移，且肿瘤位于

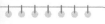

大弯侧，存在第 4sb 组淋巴结转移可能性，脾门淋巴结肿大，可行联合脾脏切除术。由于术中胃镜的使用，使得病灶定位准确，可以行远端胃切除术，避免了全胃切除。术后病理证实胃没有癌残留，但是有淋巴结的转移，证明了追加手术的必要性。

病例点评

随着内镜技术的快速发展，ESD 技术的应用逐渐广泛，因此对于 ESD 的应用指征也是存在争议的。在实际 ESD 术的临床实践中，因为术前临床分期的准确性及 ESD 操作技术所限，出现切缘的阳性也时有发生。对于胃肠外科医生来说，面对 ESD 术后切缘阳性的患者，其治疗的尺度把握就显得尤为重要。

本例患者结合术中胃镜的定位，在确保足够肿瘤切缘的基础上，可行远端胃切除术，以保留更多胃组织，减少创伤。

对于早期胃癌，仍有一定淋巴结转移的比例，当肿瘤病灶局限于黏膜内层时，淋巴结转移率仅为 2.6% ～ 4.8%；而当肿瘤侵及黏膜下层时，淋巴结转移率高达 16.5% ～ 25.0%，所以应严格把控 ESD 的手术指征，避免癌残留。本例患者 ESD 术后病理显示脉管受侵，因此淋巴结转移风险相对较大，结合术中探查胃大弯侧网膜探及肿大结节，术中冰冻病理显示腺癌侵及，且胃原发肿瘤位于大弯侧，存在第 4sb 组淋巴结转移可能性，脾门淋巴结肿大，行脾脏切除能够使得淋巴结的清扫更加彻底。当然，如果胃壁与脾脏无明显粘连，可行保留脾脏的脾门淋巴结清扫，虽操作困难，但会更加精准微创。

013
全腹腔镜根治性全胃切除
π 型吻合一例

患者一般情况：男性，58 岁。

现病史：3 个月前无明显诱因间断出现上腹部疼痛不适，以左上腹为著，伴隐痛。胃镜检查示：胃窦、胃体见散在糜烂，胃角可见一个 1.0 cm×1.5 cm 溃疡，底苔厚，周边黏膜充血水肿，胃角变形，取活检示：胃黏膜组织中低分化腺癌浸润。为手术治疗收入我科。自发病以来，体重下降约 2 kg。

既往史：高血压病 3 月余，最高 180/100 mmHg，口服欣然控释片 30 mg，qd，代文胶囊 80 mg，qd，控制可。

查体：腹部专科查体，无明显阳性体征。

实验室检查：血常规、血生化、肿瘤标志物等未见明显异常。

影像学检查

腹盆腔 CT 平扫＋增强（图 13-1）：胃体、窦交界处壁弥漫不规则增厚，内面不规则，外面尚光整，增强扫描中等强化。肝胃韧带区、胃大弯侧多发大小不等的淋巴结（黄色箭头所示为病变处，橙色箭头所示为多发的肿大淋巴结）。

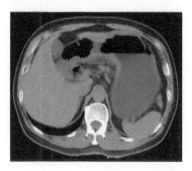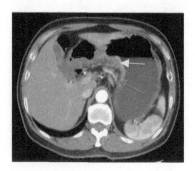

图 13-1　腹盆腔 CT 平扫＋增强影像

胃镜检查（图 13-2）

内镜所见：自胃体小弯侧至胃窦小弯可见深凿样溃疡性病变，大小约为 4 cm×3 cm，底覆污浊苔，胃壁僵硬，幽门受牵拉变形。

超声所见：病变处胃壁正常结构消失，病变呈低回声，内部回声均匀，占据胃壁全层，局部突破浆膜层，截面大小约为 3.3 cm×1.3 cm，腹腔动脉干附近可见偏低回声结节，内部回声均匀。

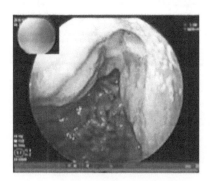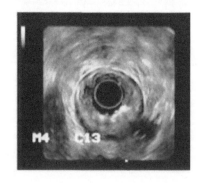

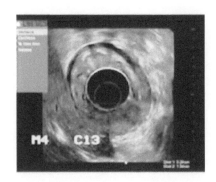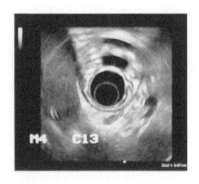

图 13-2　超声内镜

术前病理：（胃角）幽门腺胃黏膜组织 3 块（粟粒大 – 直径 0.4 cm），其中 1 块黏膜固有层异型细胞弥漫浸润，免疫组化：CK（＋），LCA（－），CD3（－），CD20（－）。诊断：胃黏膜组织中低分化腺癌浸润。另 2 块呈活动性慢性炎。

初步诊断：胃癌（ML，$cT_{4a}N_1M_0$，ⅢA 期）。

诊疗经过

术前检查准备情况

患者入院后行相关检查，胃恶性肿瘤诊断明确，结合病史及辅助检查结果，手术指征明确，在全麻下行全腹腔镜下全胃切除术＋根治性腹腔淋巴结清扫术（D2）＋食管 – 空肠侧侧吻合术（π 型吻合）＋空肠 – 空肠侧侧吻合术（R0，D2，Roux-en-Y）＋空肠营养管置入术＋术中胃镜检查。

手术情况

根据探查情况，行根治性全胃切除术（R0，D2，Roux-en-Y 吻合）食管空肠侧侧吻合术（π 型吻合），手术顺利（图 13-3 ～图 13-6）。

笔记

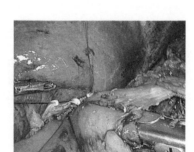 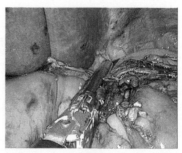

图 13-3　距屈氏韧带 20~30 cm　　图 13-4　离断全胃及空肠，并闭
处空肠与食管行侧侧吻合　　　　合食管空肠吻合口

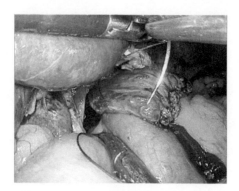

图 13-5　可吸收缝线间断加固吻合口

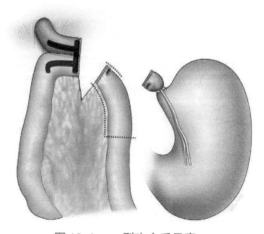

图 13-6　π 型吻合后示意

术后病理结果

（胃及网膜）切除部分胃（大弯长为 20 cm，小弯长为 12 cm，间距 6 cm）及十二指肠（长为 1.5 cm，周径为 2.5 cm）：距口侧断端 6 cm，肛侧断端 7 cm 处胃窦小弯侧见一溃疡型肿物，直径为 2.5 cm，切面灰白；周围胃壁弥漫质硬，质硬区大为小为 9.0 cm×8.0 cm×1.5 cm。大网膜直径为 16 cm，大弯侧及网膜内均未扪及明确肿大淋巴结。

镜检：胃窦小弯侧低分化腺癌。癌瘤穿透固有肌侵层至浆膜下层。两侧手术断端均未见癌。周围胃黏膜呈慢性炎。

小弯侧淋巴结 11 枚，未见癌。

（第 1 组淋巴结）淋巴结 1 枚、（第 2 组淋巴结）淋巴结 1 枚、（第 3 组淋巴结）淋巴结 2 枚、（第 4 组淋巴结）淋巴结 3 枚，均未见癌。（第 5 组淋巴结）淋巴结 4 枚，均未见癌。（第 6 组淋巴结）淋巴结 2 枚、（第 7 组淋巴结）淋巴结 12 枚、（第 8 组淋巴结）淋巴结 3 枚，均未见癌。（第 9 组淋巴结）脂肪组织一堆，未见肿大淋巴结。（第 10 组淋巴结）淋巴结 2 枚，未见癌。（第 11 组淋巴结）淋巴结 3 枚，未见癌。（第 12 组淋巴结）淋巴结 5 枚，未见癌。（第 20 组淋巴结）淋巴结 2 枚，未见癌。

病理分期：$pT_3N_0M_x$。

免疫组化（图 13-7）：Muc-5AC（部分 +）、P53（散在 +）、Muc-2（-）、CD10（灶状 +）、CK（+）、CD34（-）、CD31（-）、Muc-69（-）、KI-67（约 20%）、D2-40（-）、Her-2（-）。

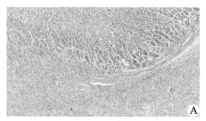

注：A.HE，×100；B.HE×200；C.IHC（CK）×200

图 13-7　术后标本常规病理，胃窦低分化腺癌

结合其他临床资料，目前考虑诊断为：胃癌（ML，$pT_3N_0M_0$，ⅡA 期）。

术后恢复情况：术后第 3 天灌肠后排气排便，第 8 天进流食，无吻合口出血、吻合口漏等严重并发症。

术后辅助治疗：XELOX 方案 8 个周期。

病例分析

本例是一位中年男性患者，术前胃镜及超声胃镜显示病变集中在胃体小弯侧，累及胃窦，病变呈进展期改变，根据术前评估结果考虑为胃癌（ML，$cT_{4a}N_1M_0$，ⅢA 期），拟行腹腔镜下根治性全胃切除术。

对于全腹腔镜全胃切除术（totally laparoscopic total gastrectomy，TLTG）与腹腔镜辅助全胃切除术（laparoscopic-assisted total gastrectomy，LATG）治疗胃癌的疗效和安全性的评估的多中心 Meta

分析，TLTG 与 LATG 相比，吻合时间无明显差异，手术时间显著减少。无论是术后总并发症还是吻合口相关并发症均无显著差异。而且 TLTG 与 LATG 的患者术后首次通气时间与术后住院天数无显著差异，而 TLTG 的术后首次进食时间明显缩短。现有的大多数全腹腔镜下全胃切除术术式中，多需在食管空肠吻合前行胃切除及空肠切开，操作难度较大，而该 π 型食管空肠吻合新技术在行食管空肠吻合前，无须切除胃及空肠，此术式改变极大缩短了手术操作时间，简化了操作步骤，使全腹腔镜下操作更加安全。

为此，本例患者我们采用了全胃切除术后，π 型吻合重建术，为防止发生术后吻合口漏，减小吻合口张力，我们在食管空肠吻合口顶端位置加固 2 针缝吊于膈肌。另外，从手术费用方面来看，该术式术中所需吻合器等较少，因此相对更加经济。

病例点评

全胃切除术后 π 型吻合重建最早由韩国的 Ryu 教授率其团队成员于 2014 年首次于临床开展，相关手术经验及视频也已发表于 American College of Surgeons 杂志。

对于全胃切除后的腔镜下食管空肠吻合，有报道采取圆形吻合器或者直线切割闭合器，但运用腹腔镜直线切割闭合器行食管 – 空肠侧侧吻合是更为合理的全胃切除后全腹腔镜下重建的方法。π 型吻合重建作为应用直线切割闭合器的代表性的一种术式，其优势包括无须荷包缝合、操作简便、便于术中检查、可防止术后吻合口出血、狭窄的发生，同时只需一次开关腹步骤。但需要保留较长的食管下端，切缘受到限制，故不适用于病变位置较高的患者，同时小肠系膜较短的患者行该术式时操作小比较困难，吻合后的 π 型吻合口张力较大，易发生吻合口漏。此外，π型吻合在吻合前未切断食管，不利于食管切缘的判断，且π型吻合存在逆行蠕动，可能不利于食物的排空。吻合方式不必强求，在遵守消化道重建原则的基础上，结合患者术中情况，选择团队最熟悉的技术方式去完成消化道重建。术后吻合口的安全性与患者长期生存的质量才是评价吻合方式优劣的重要标准。

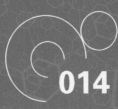

014
胃癌腹膜转移腹腔镜探查术一例

病历摘要

患者一般情况：男性，53岁。

现病史：近1年来自感上腹部间断轻度疼痛，呈自限性，可自行缓解，伴腹胀感，近3月余进食后上腹部腹胀感较前明显加重，就诊于当地医院，行胃镜检查提示胃癌，取活检病理结果提示胃腺癌，以"胃癌"收住入院。患者近2个月体重减轻3～4kg。

既往史：10年前行双腿腘窝囊肿切除术；8年前因一氧化碳中毒治疗输注血浆。

查体：腹部专科查体，无明显阳性体征。

辅助检查：胃镜提示：胃癌。病理提示：胃窦腺癌。

实验室检查：血常规、血生化、肿瘤标志物等无明显异常。

影像学检查

腹盆腔增强 CT（图 14-1）：胃腔充盈良好，胃窦前壁不规则增厚，可见不规则软组织密度影略向腔内突起，边缘不规整，病变范围约为 5.2 cm×2.2 cm×2.4 cm，增强后不均匀强化，外缘轮廓不光滑，可见小突起，周围脂肪间隙模糊，可见多发小淋巴结，较大者短径约为 0.6 cm。

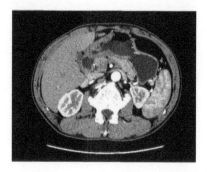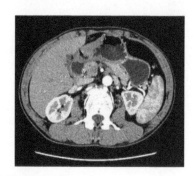

图 14-1　腹盆腔增强 CT 影像

超声内镜（图 14-2）：距贲门齿状线约 2 cm 贲门直下小弯侧至胃窦可见弥漫性胃壁僵硬，胃腔狭窄，胃内充盈差，视野差，病变无明显清晰边界，于病变口侧及肛侧各标记 1 点。病变呈低回声，内部回声欠均匀，占据胃壁全层，局部突破浆膜层，病变局部与部分肝脏分界不清，病变周围及腹膜后可见多发低回声结节。

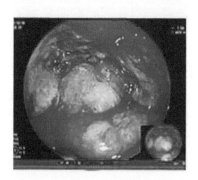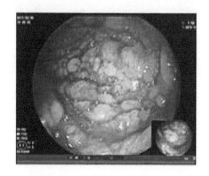

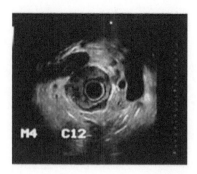
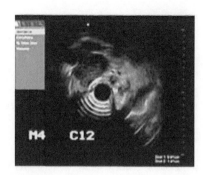

图 14-2　超声内镜

内镜下病理（图 14-3）：（胃窦）针尖 – 粟粒大胃黏膜组织 4 块，其中 2 块可见腺癌浸润。

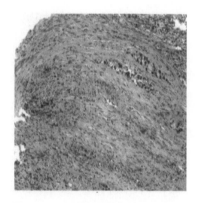

图 14-3　胃镜活检病理，HE×40

初步诊断：胃癌（LM，$T_{4a}N_3M_0$，ⅢC 期）。

诊疗经过

术前检查准备情况

患者入院后完善术前评估化验检查，考虑胃癌（LM，$T_{4a}N_3M_0$，ⅢC 期），胃周及腹膜后多发淋巴结，于全麻下行腹腔镜探查术。

手术情况

腹腔镜探查：麻醉成功后，常规消毒、铺巾、盖膜。取脐下小切口切开皮肤（A孔），穿刺制造二氧化碳气腹至压力为10 mmHg，自A孔穿入10 mm trocar进镜探查：腹腔内无损伤、无出血。取左锁骨中线平脐（B孔）、左侧锁骨中线肋缘下切口（C孔）、右锁骨中线平脐（D孔）。于C孔穿入5 mm trocar进器械探查：腹盆腔未见损伤、出血、腹水，肝脏大小正常，边缘锐，肝浆膜面光滑。胃肿瘤累及胃体窦部，侵透浆膜，可见浆膜白色结节，质硬。胃周可触及数个肿大淋巴结。横结肠系膜可见多发白色质硬结节，考虑肿瘤转移，取活检送术中冰冻。上腹部壁层腹膜可见散在多发白色结节，直径为 0.1 ～ 1.2 cm，切取一枚送冰冻病理。冰冻病理回报横结肠系膜结节脂肪组织（取材不良），壁层腹膜结节可见腺体，考虑恶性。综合患者情况考虑肿瘤晚期，预后差，向患者家属交代病情后表示理解，仅行腹腔镜探查后结束手术。清点纱布器械无误，逐层缝合关闭腹部戳口，术毕。术中出血量约 5 ml。

腹腔镜探查发现腹腔可见散在多发白色结节，质韧，考虑肿瘤分期较晚（图 14-4 箭头所指为转移的多发白色结节）。

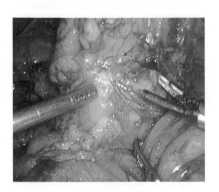

图 14-4　手术腹腔镜探查结果

术后病理：镜下所见（图 14-5）：（横结肠系膜结节）脂肪

组织深切后见少量腺癌浸润，（腹壁结节）纤维脂肪组织

（0.6 cm×0.5 cm×0.3 cm）中腺癌浸润。

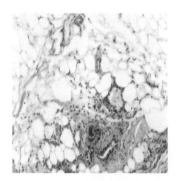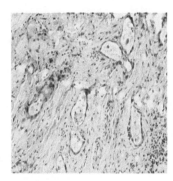

图 14-5　术后标本常规病理

最终诊断：胃癌（LM，$cT_{4a}N_3M_1$，Ⅳ期），腹盆腔多发转移。

术后恢复情况：术后第 1 天排气，第 2 天进食水，无术后出血等相关并发症。

病例分析

患者中年男性，病史 1 年，进食后上腹部腹胀感较前明显加重，行胃镜检查提示胃癌，术中取活检病理结果提示胃腺癌，患者手术过程中发现上腹部壁层腹膜多发转移，此类胃癌预后极差，无根治性手术切除可能。腹膜转移是导致 20%～40% 胃癌患者死亡的直接原因；年轻胃癌患者相比于中老年患者更容易发生腹膜转移，特别是年轻女性，就诊时往往伴有腹膜转移、Krukenberg's 肿瘤、甚至腹水。按照国际抗癌联盟或日本胃癌研究会有关胃癌临床病理分期法，胃癌一旦发生腹膜转移则属于远处转移，失去了手术根治的机会，手术已不可能达到治愈的目的，仅为避免诸如胃原发癌灶大出血、穿孔、梗阻等时，才考虑进行姑息性手术；反之，应维持姑息性化疗或给予最佳支持治疗等。

笔记

📋 病例点评

　　胃癌腹膜转移有时术前诊断困难，影像学及内镜均无法提供确定诊断，因此腹腔镜探查对于高度怀疑腹膜转移的病人是非常必要的，本例病人术前并未发现确定的腹膜转移征象，腹腔镜探查后方明确诊断，从而使治疗方式发生了根本性的改变。有研究表明，对于较为局限性的腹膜转移，有时可行转化治疗，旨在通过有效的化疗等手段，使得胃原发癌灶降期的同时，腹膜转移灶获得有效控制，并进而争取施行根治性胃癌切除术，以提高此类晚期胃癌患者的生存率。同时也要认识到此类患者行转化性治疗的效果依然有限，其预后较差，通常中位生存期在 6 个月左右。

015
多科室协作治疗消化道大出血一例

病历摘要

患者一般情况：男性，53 岁。主因"同种异体肾移植术后 3 个月，反复腹痛、便血 2 个月，加重 1 天"入院。

现病史：患者 3 个月前因 IgA 肾病，慢性肾功能衰竭（尿毒症期）行同种异体肾移植术，术后常规口服环孢素 A、骁悉、激素抗排异，约 2.5 个月前无明显诱因出现腹部绞痛，排气后减轻，伴黑便，量约 50 ml/ 次，无头晕、晕厥。行胃镜检查示：贲门溃疡出血，糜烂性食管炎，并行内镜下止血术，并口服埃索美拉唑镁肠溶片抑酸治疗，抗排异药减为环孢素 A、咪唑立宾口服。患者 1 个月前无明显诱因出现便血，排黑色不成形大便，初始每日 10 余次，总量约 300 ml，伴阵发性腹痛，以左下腹为主，排大便后腹痛症状缓解，伴恶心、乏力、活动后头晕、心悸，无呕血，无胸闷、胸痛等不适，无发热、畏寒，再次行胃镜、结肠镜检查示食管炎、慢性浅表性胃炎，结肠镜示结肠多发息肉（山田Ⅰ型、Ⅱ型），未见活动出血，继续给予抑酸、止血、输血等对症支持治疗后，症状无明显缓解，仍间断便血，呈暗红色血便，每日 3 ~ 4 次。1 天前再次突发便血，量约 1000 ml，伴头晕，急查血常规示 30 g/L，行肠系膜上、下动脉造影提示小肠第 4 段可见活动性出血，经普通外科会诊后收入院。

既往史：高血压病 10 余年，血压高达 190/130 mmHg，口服拜新同，血压控制不理想；IgA 肾病 10 年，行肾移植术后 3 个月，长期口服环孢素、咪唑立宾片。脑梗死病史 3 年余。

查体：患者卧床，HR 120 次 / 分，BP 95/55 mmHg，SPO_2 100%。神智尚清，结膜苍白，右侧腹部可见肾移植术后斜行手术瘢痕，愈合良好，全腹软，无压痛、反跳痛、肌紧张，未触及包块。肝脾未触及。胆囊区无压痛，Murphy's 征阴性。肾脏未触及，肾区及输尿管点无压痛。振水音阴性。肝浊音界正常，肝区、肾区无叩击痛，移动性浊音阴性。肠鸣音 6 ~ 7 次 / 分，未闻及血管杂音。

血常规 +C 反应蛋白：WBC 3.34×10^9/L，GR% 87.1%，HGB 64 g/L，CRP > 160 mg/L。

影像学检查

肠系膜上、下动脉选择性造影：肠系膜上动脉各分支动脉粗细大致均匀，盆腔组回肠投影区一段肠袢内见对比剂外溢征象（图 15-1），微导管超选回肠动脉造影，见局部吻合支较多，暂无栓塞指征。留置微导管于该支责任动脉，回病房持续动脉泵入垂体后叶素。

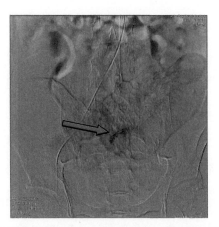

图 15-1　肠系膜上动脉选择性造影：箭头所指为小肠造影剂外溢

腹盆部 CT 平扫：未见胃、小肠、结肠占位性病变。

诊断：急性小肠活动性出血、失血性休克、重度贫血、肾移植术后。

诊疗经过

术前检查准备情况

消化科、泌尿外科、介入科、普通外科联合急会诊后，拟急诊行腹腔镜探查、小肠部分切除术。

手术情况

麻醉满意后，常规消毒腹部，铺巾、盖膜。取脐孔上缘小切口切开皮肤（A 孔），穿刺制造二氧化碳气腹至压力为 12 mmHg，自 A 孔穿入 10 mm trocar 进镜探查：腹腔内无损伤、无出血。取左侧腹锁骨中线脐上方（B 孔、C 孔）小切口，穿入 trocar 进器械探查：腹腔内未见腹水，肝脏未见肿物，大小颜色正常，缘锐。脾未见肿物；胃未见异常。探查右下腹，可见部分小肠于右下腹壁粘连，肠腔内可见大量血性积液，超声刀分离肠管与腹壁粘连后明确右下腹壁因肾移植术后形成直径约为 3 cm、深约 0.5 cm 圆形缺损，部分小肠壁疝进腹壁，肠壁水肿，肠壁无发黑坏死表现（图 15-2）。

开腹：取上部分正中切口，切开皮肤及皮下组织，交替提起腹膜，确认未钳夹肠管后切开。将小肠提出。经肠系膜超选导管注射纳米碳显影，血管显影处与内疝处小肠位置相符，术中切开内疝处小肠，可见黏膜面深溃疡形成，确认出血位置（图 15-3）。遂行小肠部分切除术，切除溃疡及邻近小肠肠管约 10 cm。考虑小肠有再出血可能，且患者肾移植术后、贫血、营养不良、肠壁水肿，决定暂行小肠双腔造瘘术。

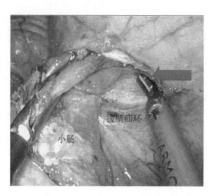

图 15-2　术中可见小肠疝入右下腹壁圆形缺损处 箭头所指为疝环

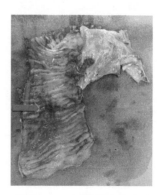

图 15-3　小肠溃疡出血表现 箭头所指为溃疡位置

术后病理结果

（部分小肠）切除肠管一段，长为 15 cm，周径为 3.5～7.0 cm。距一侧断端 5 cm，另一侧断端 11 cm，见一系线处，该处肠管黏膜灰白兼灰红色。

镜检：部分黏膜坏死，局灶黏膜下层纤维组织增生，浆膜侧纤维组织增生，两侧手术断端部分黏膜坏死，请结合临床。

术后恢复情况及并发症

术后带气管插管转入中心 ICU，14 小时后清醒拔除气管插管；术后患者造口小动脉活动性出血，外科缝扎出血血管，输血 2 U 后血红蛋白稳定，4 天后转回普通病房，给予内科对症治疗后 1 个月出院，拟 3 个月后行造口还纳。

术后辅助治疗情况：无。

📋 病例分析

急性消化道出血的准确位置判断是诊断的最大难点。位于胃、十二指肠或结肠的出血可由胃镜、结肠镜明确位置，但在急性消化道大出血中，亦常因大量血块占据胃腔、肠腔而使诊断变得困难。该例患者在初期出现腹痛、黑便等消化道出血症状，考虑是因肾移植后口服抗排异药造成消化道黏膜损害继发出血，行内镜止血并加用抑酸药、调整抗排异药后消化道出血仍反复出现，说明消化道出血除胃镜明确的十二指肠溃疡出血外，其他部位的消化道亦可能同时存在出血表现，但行腹盆部 CT 检查未见腹部肠管明显异常表现，而患者一般情况较差无法耐受长时间的小肠镜检查，加上非活动出血时选择性血管造影往往为阴性表现，以上种种原因导致诊断十分困难。而患者肾移植术后，抗排异药物无法停用，方案虽经调整降低剂量，仍无法缓解出血症状，使得治疗相当困难。

患者后期出现急性活动性大出血致失血性休克，急行肠系膜上、下动脉造影，明确位于右下腹的小肠第 4 段有造影剂外溢，提示该处小肠活动性出血。小肠活动性出血诊断经反复检查、治疗后终于明确。

该患者急诊手术探查止血手术指征明确。手术的最大难点在于，消化道出血位置在小肠肠腔内，而手术探查仅能观察到小肠肠腔外，可能出现探查依然无法定位准确的出血位置。因此，在术前联合会诊时提出两种辅助定位出血位置的方案：①术中将小肠提出腹腔外，经选择性动脉造影检查留置的微动脉导管推注纳米碳，观察肠系膜

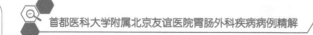

边缘动脉显色来定位出血位置；②术中切开小肠，分别向肛侧、口侧进小肠镜，定位出血部位。

在术中腹腔镜探查过程中，发现右下腹壁因肾移植术后形成直径约 3 cm、深约 0.5 cm 圆形缺损，部分小肠壁疝进腹壁，肠壁水肿，初步判断该处为出血位置，并结合肠壁切开直视观察肠腔内黏膜表现及第 1 种辅助方案得以验证。此时消化道出血原因最终得以明确是因为小肠粘连、内疝后小肠黏膜溃疡形成，导致消化道出血。因右下腹壁缺损较浅，疝入小肠壁不深，故术前腹盆部 CT 检查无法提示。

一般情况下，出血处肠管切除后可行小肠Ⅰ期吻合，但该患者情况特殊，患者肾移植术后、贫血、营养不良、肠壁水肿，Ⅰ期吻合后吻合口漏风险较大，且不能完全除外术后小肠其他部位再次出血，故暂行小肠双腔造瘘，提高手术安全性，即便术后再次出血，经小肠造口远近端可直接进镜观察。

患者术后恢复顺利，消化道无再次出血，血红蛋白术后稳步上升，并顺利出院。

病例点评

消化道出血诊断及治疗的最大难点在于出血位置的准确判断。该患者辗转于泌尿外科、消化内科、普通外科、介入科等多个科室，历经 3 个月，终于治愈出院，再次说明此类患者诊断上的困难程度。患者出血位置的判断往往需要结合内镜、腔镜、动脉造影、CT 等多种手段的运用。患者未行小肠Ⅰ期吻合而行双腔造瘘符合手术安全性原则。在术后应及时随访患者，防止患者出现高流量瘘后继发的肾前性功能不全、电解质紊乱，并加大抗排异药浓度监测频率，避免药物浓度过低而出现移植肾排异反应。在患者身体恢复后尽快施行造口还纳术。

016
腹腔镜根治性右半结肠切除术治疗回盲部淋巴瘤合并肠套叠一例

📋 **病历摘要**

　　患者一般情况：女性，36 岁。主因"间断右腹痛 1 月余，加重 1 周"于 2018 年 4 月 4 日入院。

　　现病史：患者 1 月余前无明显诱因出现右腹疼痛，位于脐周偏右，间断出现，呈痉挛性疼痛，可忍受，口服药物（具体不详）可缓解，患者无发热，无恶心、呕吐，无腹泻、便秘，无便血、呕血等不适，未予在意。1 周前患者食用麻辣小龙虾后出现右下腹疼痛，进行性加重，不可忍受，就诊于我院急诊，行腹部超声及腹部增强

113

CT 提示：肠套叠，肠镜检查提示肠套叠？回盲部肿物？肿物取活检送病理。病理提示（回肠末端送检组织 3 块）炎性渗出及增生之肉芽组织。予以患者灌肠、流食、肠内营养、静脉营养及对症止痛治疗后，目前患者腹痛症状明显好转，为进一步诊治，以"回盲部肿物"收入我科。

既往史：无高血压、心脏病史，无糖尿病、脑血管病、精神疾病史。无肝炎史、结核史、疟疾史。无手术、外伤、输血史，头孢菌素过敏，预防接种史不详。其他系统回顾无特殊。

查体：腹部平坦，无皮疹、腹纹、瘢痕，无胃肠型蠕动波，脐无异常分泌物。腹部呼吸存在，节律规整，幅度正常。腹软，无肌紧张，右下腹压痛阳性，无反跳痛。肝、脾未触及，Murphy's 征阴性，麦氏点无压痛。全腹叩诊呈鼓音，移动性浊音阴性，肝脾叩痛阴性。肠鸣音 5 ～ 7 次 / 分，双下肢无水肿。

实验室检查（2018 年 4 月 5 日）：血常规：HGB 126 g/L，WBC 5.57×10^9/L，GR% 64.4%，PLT 263×10^9/L；便常规 + 潜血：一般性状，黏液便，潜血试验（OBT）阳性，RBC 3 个 /HP；生化：ALT 213 U/L，AST 202.0 U/L，ALB 37.8 g/L。

影像学检查

腹部增强 CT：回盲部管壁增厚，管腔变窄，升结肠局部腔内见软组织密度影，回肠末段套进升结肠肠管内（图 16-1），可见肠系膜及其周围组织进入其内，管壁有强化。

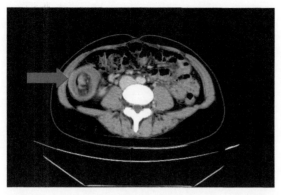

图 16-1　腹部增强 CT，箭头所指为末段回肠套叠入升结肠表现，呈明显的双管征

胃肠镜检查：内镜所见：钩拉法循腔进镜 80 cm 至回盲部，进镜顺利，回盲部见一个约为 4 cm 的隆起型肿物，表面紫红色、糜烂；覆白苔（图 16-2），活检 3 块，组织脆，弹性差。余肠管未见明显异常。

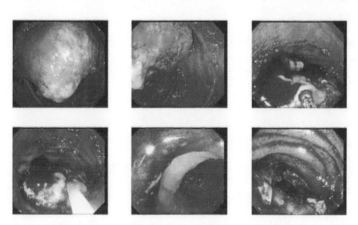

图 16-2　结肠镜检查：回盲部可见隆起型肿物

病理诊断：（回肠末端送检组织 3 块）渗出及增生肉芽组织（图 16-3）。

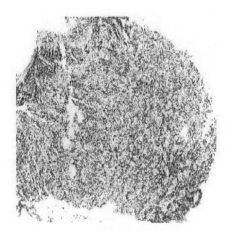

图 16-3 结肠镜回盲部肿物活检病理图片（HE 染色，×200）：为渗出及增生肉芽表现

诊断：回盲部肿物性质待查：恶性肿瘤？回盲部肠套叠。

诊疗经过

完善相关检验检查，手术治疗。

手术情况

常规消毒，铺巾、盖膜。取脐孔上缘小切口切开皮肤（A 孔），切开至腹膜，穿入 trocar，制造二氧化碳气腹至压力为 12 mmHg，自 A 孔进镜探查：腹腔内无损伤、无出血。分别取右下腹麦氏点偏下（B 孔）、左侧反麦氏点偏下（C 孔）、左下腹锁骨中线脐上方（D 孔）切口，穿入 trocar 进器械探查：腹腔内无腹水，肝脏大小正常，表面光滑。脾、胃十二指肠未见异常；右下腹可见回肠套入盲肠（图 16-4），不可还纳。余结直肠未见异常。

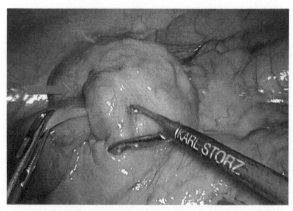

图 16-4　术中见回肠套入盲肠形成套叠 箭头所指为套入表现

　　摇体位，保护小肠，超声刀操作：切开盲肠、升结肠及末段回肠内侧腹膜，上至结肠肝曲，下至回盲部近端回肠约 20 cm，注意保护右侧输尿管、髂血管及十二指肠水平部。继续游离升结肠下段及盲肠系膜组织，将盲肠和回盲部完全游离。然后取右侧经腹直肌切口约 5 cm，切开入腹，塑料套保护切口，直视下将回盲部及升结肠、末段回肠自此切口提出至腹壁外。松解套叠，发现回肠末端对系膜侧质硬肿物，不除外恶性。向患者家属交代病情后，拟行根治性右半结肠切除术。

　　重新造气腹，依次显露回结肠血管、右结肠血管、胃肠干肠支和结肠中动脉右支血管根部，依次清除血管根部脂肪淋巴组织并以塑料夹夹闭后切断。游离过程中注意保护十二指肠水平部及胰头。切开盲肠、升结肠及末段回肠内侧腹膜，向结肠肝曲游离，注意保护右侧输尿管、髂血管及十二指肠水平部。继续以超声刀向下游离升结肠下段及盲肠，清扫肠系膜组织及淋巴结，将盲肠完全游离。分离结肠肝曲，断部分胃结肠韧带，将右半结肠完全游离。将肿瘤及升结肠、末段回肠自原切口提出至腹壁外。直视下断部分胃结肠韧带，游离末段回肠距回盲瓣约 20 cm 处肠管一圈，于末端回肠上

笔记

荷包缝合器及弯钳，钳间切断肠管，断端消毒，移除标本。末段回肠放入强生 29 mm 吻合器头，收紧结扎荷包线备吻合。游离横结肠肠管一圈。横结肠对系膜缘切开结肠，穿入吻合器柄，自横结肠对系膜缘穿出，与小肠行端侧吻合术；直线切割 80 mm 闭合器（2 把）于距吻合口约 3 cm 切断并闭合结肠肠管，移除标本。3-0 可吸收线间断缝合加固吻合口及结肠闭合口。查吻合口畅，张力不高，血运好，无狭窄，无出血渗漏。

将肠管还纳回腹腔，查腹腔内无活动出血，缝合此处切口。清点纱布器械无误，重新建立气腹，查腹腔内无活动出血，右侧腹放胶管引流一根于肝下，逐层缝合切口及戳孔，术闭。术中出血量约 50 ml。术中未输血。标本交家属过目后送病理科。

术后病理结果

病理结果（图 16-5）：符合非霍奇金氏 B 细胞淋巴瘤表现。

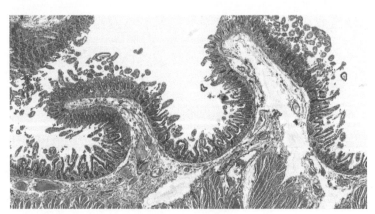

图 16-5　手术标本肿瘤部位的病理（HE 染色，×100）

肿物情况：距回盲瓣 3 cm 之回肠可见直径 4.5 cm×4.5 cm×1.5 cm 隆起型肿物，环绕肠周约 1/3 周。

镜检情况：非霍奇金 B 细胞淋巴瘤（Ki-67 大于 80%），肿瘤累及浆膜下，小肠周围 6 枚淋巴结未见累及。

免疫组化结果：CD20 弥漫（＋），MUM-1（＋），CD10 弱（＋），CD3（－），CD5（－），CD21（－），CD23（－），CD38（－），LMO-2（－），CK（－），KI-67 ＞ 80%。

FISH 基因检测：*BCL-2*（－），*BCL-6*（＋），*C-myc* 约 40%。

病理诊断：非霍奇金氏 B 细胞淋巴瘤。

术后恢复情况

术后患者恢复顺利，7 日后拔除引流管出院，无术后并发症。

术后辅助治疗情况

术后给予对症支持治疗，术后恢复顺利，出院后血液科门诊就诊，行淋巴瘤相应化疗。

病例分析

肠套叠是指一段肠管套入与其相连的肠腔内，并导致肠内容物通过障碍。有原发性和继发性两类。原发性肠套叠多发生于婴幼儿，继发性肠套叠则多见于成人。绝大多数肠套叠是近端肠管向远端肠管内套入。成人的肠套叠多发生在有病变的肠管，如良性或恶性肿瘤、息肉、结核、粘连，以及梅克尔憩室，可影响肠管的正常蠕动，成为肠套叠的诱发因素。有时肠蛔虫症、痉挛性肠梗阻也是发病因素。腺病毒感染与发病有关，在感染时回肠远端呈较显著的肥大和肿胀而作为套叠的起点。该例患者肠套叠诊断明确，因未继发活动性出血、肠坏死、穿孔，故未行急诊手术，经保守治疗腹痛好转后行择期手术。成年肠套叠往往因良恶性肿瘤、憩室等原因引起，但原发病往往因套叠时相邻肠管水肿增厚而难以判断。本例患者在行肠镜、CT 后均无法明确原发病因。手术过程中充分游离右半结肠后拟提出腹腔外，试行肠套叠复位进一步明确肿瘤情况，套叠复位未成功，因无法完全除外恶性肿瘤，而追加行根治性右半结肠切除术。术后病理明确为非霍奇金氏 B 细胞淋巴瘤。术后恢复顺利，转血液科行化疗治疗。

病例点评

淋巴瘤是起源于淋巴造血系统的恶性肿瘤，主要表现为无痛性淋巴结肿大，肝脾肿大，全身各组织器官均可受累，伴发热、盗汗、消瘦、瘙痒等全身症状。亦可表现为胃肠道肿瘤。患者应首先考虑化疗，但在诊断不明、继发消化道出血、穿孔、梗阻时，应进行外科手术。腹腔瘤体过大，药物化疗后肿瘤退缩效果不佳，也可以考虑行外科手术减瘤后继续化疗。本例患者术前原发病因诊断不明且继发回盲部套叠，外科手术指征明确。手术过程可试行复位以助进一步诊断，但不应强行复位，以避免肠管破裂造成污染或瘤体腹腔播散。成年肠套叠患者在无法除外原发恶性肿瘤时，应考虑同时行肠系膜淋巴清扫，以避免因切除及清扫范围不够而追加手术。淋巴瘤患者手术可无需行淋巴结清扫，本例患者诊断在术后明确，术中无法明确原发病因，行根治性右半结肠切除术，符合原则。

017
结肠早癌腹腔镜、结肠镜
联合治疗一例

病历摘要

患者一般情况： 男性，62岁。主因"检查发现降结肠息肉11天"入院。

现病史： 患者11天前于外院体检行电子肠镜检查示：降结肠黏膜可见一个 1.0 cm×2.0 cm 扁平的黏膜隆起。结肠多发息肉。活检病理示：（降结肠）黏膜上皮重度异型增生；无腹痛、腹胀，无恶心、呕吐，无发热，无排便习惯改变，大便1次/日，黄色软便，无便血、黑便。后就诊于我院门诊，患者为求进一步诊治，门诊以"降结肠息肉，癌变？"收入院。自发病以来，精神、睡眠可，因"胃炎"食欲较前减退，小便如常，大便同上所述，体重近 1 个月下降 5 kg。

既往史： 因急性阑尾炎行阑尾切除术后 30 余年。20 余年前发现"偶发室性早搏"，未治疗，无心前区疼痛。发现"高脂血症"10 余年，口服立普妥 5 mg qn 治疗。高血压病约 8 年，最高 150/90 mmHg，口服络活喜 1 片 qd，自诉控制好。患"青光眼"半年，应用拉坦前列素滴眼液（贝康）、盐酸卡替洛尔滴眼液（美开朗）、金纳多治疗，自诉效果可。

查体： 腹部外形平坦，未见胃肠型及蠕动波，无腹壁静脉曲张、剑突下异常搏动，右下腹可见 7 cm 手术瘢痕。腹软，无压痛、反跳痛及肌紧张，无液波震颤，无振水声，肝脾肋下未触及，胆囊未触及，Murphy's 征阴性，双肾未触及，各输尿管压痛点无压痛，全腹叩诊呈鼓音，肝、脾区叩击痛阴性，双侧肾区无叩痛，无移动性浊音，肠鸣音 4 次 / 分，无气过水声，无血管杂音。肛诊：胸膝位：肛周未见红肿、湿疹及肿物，肛门松紧度可，进指顺畅，黏膜光滑，进指后未及肿物，退指指套未见出血。

实验室检查： 血常规、生化等未见明显异常。

影像学检查： 腹盆腔 CT 平扫＋增强（2018 年 5 月 10 日）：未见明显肿瘤（图 17-1）。

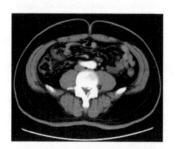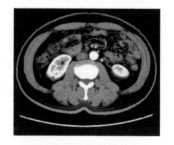

图 17-1　腹盆部 CT：回盲部未见明显肿瘤

术前电子结肠镜检查及肿瘤位置纳米碳标记

结肠镜（2018 年 5 月 15 日）：经肛门进镜 90 cm 至回盲部，逐步退镜至距肛门 45 cm 可见降结肠腺瘤样肿物，直径约为 1 cm，表面呈脑回样，肿物活检 3 块，于肿瘤口侧、肛侧黏膜下各注射纳米碳 0.5 ml 标记（图 17-2）。

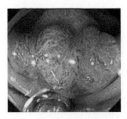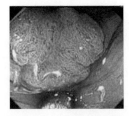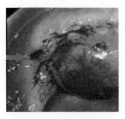

图 17-2　结肠镜及纳米碳肿瘤标记：可见腺瘤样肿物，箭头所指为腺瘤部位纳米碳标记后表现

术前病理：（降结肠）结肠黏膜高级别管状腺瘤，灶性呈黏膜内癌结构。

主要诊断：降结肠黏膜内癌（$cTisN_0M_0$），胃炎，高血压病 1 级，青光眼，高脂血症，阑尾切除术后。

诊疗经过

手术情况

腹腔镜下根治性左半结肠切除术。

手术记录：常规消毒（腹部、会阴部、肛门直肠），铺巾、盖膜。取脐孔上缘小切口切开皮肤（A 孔），穿刺制造二氧化碳气腹至压力为 12 mmHg，自 A 孔穿入 10 mm trocar 进镜探查：腹腔内无损伤、无出血。分别取右下腹麦氏点偏下（B 孔）、左侧反麦氏点偏下（C 孔）、左下腹锁骨中线脐下方（D 孔）、右下腹锁骨中线脐上方（E 孔）小切口，穿入 Trocar 进器械探查：患者肥胖体型，腹腔内未见腹水，肝未见肿物，脾未见肿物；胃、小肠未见异常。降结肠中段可见纳米碳染色区域（图 17-3），确定肿瘤位于降结肠中段，局部浆膜未见侵犯，肠系膜及肠系膜下动脉根部未见明显肿大淋巴结。余结、直肠未见异常。

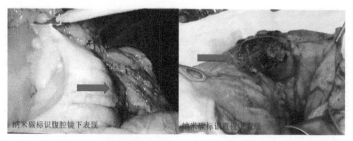

图 17-3　纳米碳标识区域腹腔镜及直视下表现，箭头所指为纳米碳标识表现

　　摇体位至头低足高，超声刀操作：于屈式韧带左侧切开结肠系膜根部，显露肠系膜下静脉根部，塑料夹于其根部闭合切断之，打开左半结肠 Toldts 间隙，向左上扩展至胰腺下缘，向左中扩展至降结肠外侧筋膜，向左下扩展，显露分离出肠系膜下动脉根部，清扫淋巴结，自肠系膜下动脉分别游离出左结肠动脉及乙状结肠动脉第一支，以塑料夹于其根部闭合切断之，于乙状结肠肠动脉第一分支处游离出肠系膜下静脉远侧段，以塑料夹闭合切断之断端无渗血。

　　于横结肠中段切除部分大网膜，打开胃结肠韧带，进入小网膜囊，于横结肠系膜根部切开，显露胰腺下缘，向胰尾、脾下极方向，游离、切断结肠系膜，于脾下极游离、切断脾结肠韧带，向降结肠方向游离、切开结肠系膜至乙状结肠上段肿瘤远侧段 8 cm，至此将左半结肠完全游离。

　　延长 C 孔至 5 cm，逐层切开进腹，以切口保护套保护切口，将病变肠管自此切口提出至腹壁外，分别于距肿瘤远侧 5 cm、近侧 10 cm 游离结肠肠管一圈并切断。横结肠与乙状结肠断端对系膜缘缝合牵引线，置入 60 mm ENDO-GIA 行侧侧吻合，共同开口使用

80 mm 直线切割闭合器闭合。3-0 可吸收线间断内翻缝合浆肌层加固吻合口和闭合口。检查肠管血运良好，无张力。将肠管放回腹腔。

1# 可吸收线连续缝合腹直肌后鞘，重新腹腔充气，腹腔内未见渗漏。冲洗局部腹腔，查无出血、渗血。左下腹放硅胶引流管一根，1# 可吸收线缝合腹壁各切口。术闭。吻合口自肛门探查未触及，出血量约 50 ml。术中未输血。标本交家属过目后送病理科。

术后病理结果：切除之肠管一段（长 8 cm，周径 3～5 cm），距一侧断端 5 cm，另一侧断端 10 cm，见一无蒂息肉（1 cm×0.8 cm×0.4 cm）。镜检：（左半结肠）结肠黏膜内癌。两侧手术断端呈慢性炎。肠系膜淋巴结 11 枚，呈反应性增生。

最终诊断：降结肠癌（$pTisN_0M_0$，0 期）。

术后恢复情况： 术后第 2 天可进水，第 3 天排气排便，第 6 天可进流食，第 8 天出院。无术后并发症。

术后辅助治疗情况： 无。

📋 病例分析

患者为老年男性，术前完善肠镜、胸腹部增强 CT，考虑为降结肠癌（$cTisN_0M_0$），术前检查未见手术禁忌证。手术切除指征明确。腹腔镜下难以准确定位肿瘤位置，术前结肠镜虽初步定位于降结肠，但术前结肠镜定位存在判断失误可能。术中若未完全明确肿瘤位置时就盲目游离结肠、切断血管将可能因位置错误而行不必要的扩大切除。故本病例术前行结肠镜下肿瘤位置纳米碳注射定位，术中腹腔镜确认肿瘤位于降结肠中段后按计划完成根治性左半结肠切除术。术后未发生并发症，顺利出院。

病例点评

　　腹腔镜及内镜联合在结直肠手术中得到越来越广泛的应用，一般都应用于结直肠的巨大良性肿瘤或早癌。临床上有三种常见的两镜联合应用方式。第一种为内镜切除结直肠肿瘤时可同时行腹腔镜探查，若内镜切除过程中发生穿孔或疑似穿孔，可进行腹腔镜下缝合穿孔。第二种为腹腔镜下无法明确肿瘤准确位置时，可术中行结肠镜定位。第三种则如本病例所示，对于肿瘤较小的病例，可术前先行结肠镜注射纳米碳定位，再行手术。这种联合方式优势在于可以避免术中同时行结肠镜所引起的肠管胀气影响腹腔镜操作，亦可减少麻醉时间。

018
腹腔镜全结直肠切除治疗家族性息肉病合并直肠癌一例

病历摘要

患者一般情况： 男性，33 岁。主因"间断便血 20 余日"入院。

现病史： 患者 20 余日前劳累后感冒，服用感康后出现便血，颜色鲜红，量中等（自己未能估计），无腹痛，腹胀，腹泻；无恶心，呕吐；无里急后重，肛门坠胀感。后间断于情绪波动较大时出现便血，症状同前。遂就诊于河北某医院。行肠镜检查示：回盲部、升结肠、结肠肝曲、横结肠、结肠脾曲、降结肠、乙状结肠、直肠多发息肉，弥漫分布。结肠肝曲见 5 cm×3 cm 大小的肿物，呈分叶状，取活检，

127

距肛门 5 cm 处见一 4 cm×4 cm 肿物，取活检。病理结果示中度不典型增生。为求进一步诊治就诊于我院门诊。门诊以"直肠癌，家族性多发性息肉病"收入我院。患者自发病以来精神可，食欲可，大便于情绪波动后易便血，小便正常，体重下降近 7kg。

家族史：母亲患胃肠道多发性息肉病，直肠癌，于 25 年前行直肠癌根治术。

查体：心肺查体未及明显异常，腹平坦，未见胃肠型及蠕动波，无腹壁静脉曲张。腹软，无压痛、反跳痛及肌紧张，无液波震颤与振水声，肝脾肋下未触及，胆囊未触及，Murphy's 征阴性，叩诊鼓音，无肝肾区叩痛，无移动性浊音，肠鸣音 4 次/分，无气过水声及血管杂音。肛诊：膝胸位，距肛门 4 cm 可触及一带蒂肿物，质韧，边界清，有触痛。退指指套未沾血。

实验室检查：血常规（2018 年 6 月 1 日）：HGB 70 g/L。胃肠道肿瘤标志物（2018 年 6 月 1 日）：CA724 2.26 U/ml，CA199 7.40 U/ml，CEA 1.28 ng/ml。

影像学检查

腹盆腔 CT 平扫＋增强（2018 年 6 月 4 日）：直肠中下段见肠壁增厚（图 18-1），外膜光滑，直肠系膜未见肿大淋巴结，脂肪间隙清晰。

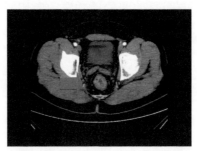

图 18-1　盆腔 CT 增强：箭头所示为直肠壁增厚，癌变

盆腔 MRI 平扫 + 增强（2018 年 6 月 6 日）：直肠下段肠壁明显增厚，腔内并可见不规则肿块（图 18-2），肠壁最厚处约为 1.2 cm，受累肠管长度约为 2.8 cm，远端距肛缘约为 4.6 cm，位于腹膜返折以下；肿块在 T_1WI 上呈等或稍低信号，在 T_2WI 上呈稍高信号，肌层低信号部分变薄，肿块未突破直肠外膜，DWI 上肿块呈高信号，局部肠管明显变窄，增强扫描可见不均匀强化。病变直肠右旁及肠系膜血管旁可见数个小淋巴结，较大者短径约为 0.5 cm。提示：①直肠下段癌（T_2）；②病变直肠右旁及肠系膜血管旁数个小淋巴结，请结合临床。

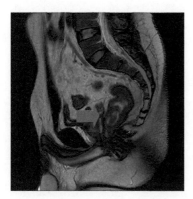 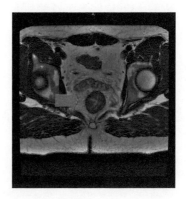

图 18-2　盆腔核磁：箭头所指为直肠壁增厚，癌变

结肠镜检查：钩拉法进镜 80 cm 至回肠末端，退镜至横结肠肝曲可见一巨大菜花样黏膜隆起，表面呈结节状、局部充血糜烂，质脆易出血，弹性差。距肛门 7 cm 可见巨大黏膜凹陷、周围黏膜呈不规则环堤状隆起，表面充血糜烂，质脆易出血，病变肛侧 2 cm 可见直径约为 3.0 cm×2.0 cm 亚蒂息肉；余所见结肠广泛散在分布数百枚大小为 0.2～0.8 cm 的无蒂或亚蒂息肉（图 18-3）。

肠镜诊断：直肠癌，横结肠肝曲癌？结肠息肉病。

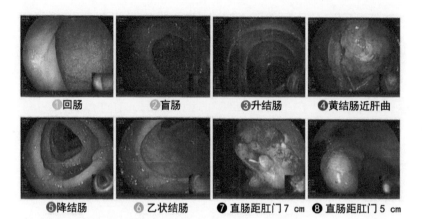

| ❶回肠 | ❷盲肠 | ❸升结肠 | ❹黄结肠近肝曲 |
| ❺降结肠 | ❻乙状结肠 | ❼直肠距肛门 7 cm | ❽直肠距肛门 5 cm |

图 18-3 结肠镜检查：横结肠肝曲可见巨大腺瘤，直肠距肛门 7 cm 可见直肠癌变

胃底及胃体上部大弯侧可见散在分布数十枚大小为 0.2 ～ 0.5 cm 半球形黏膜隆起，根部广基或亚蒂，表面光滑（图 18-4）。诊断：胃多发息肉病。

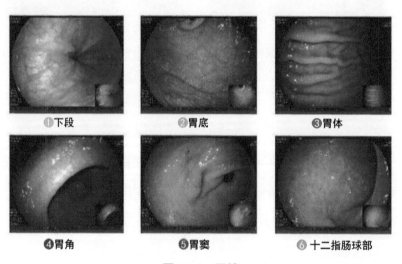

| ❶下段 | ❷胃底 | ❸胃体 |
| ❹胃角 | ❺胃窦 | ❻十二指肠球部 |

图 18-4 胃镜

术前结肠镜病理：（直肠）腺癌浸润（图 18-5），（横结肠肝曲）低级别管状腺瘤，（胃）低级别管状腺瘤。

诊断：直肠癌（$cT_3N_0M_0$），家族性胃肠道息肉病。

笔记

图 18-5　结肠镜直肠癌活检病理图片（HE 染色，×40）：符合直肠腺癌表现

诊疗经过

术前检查准备情况

术前评估：完善全身情况评估，心肺功能，术前输血控制血红蛋白 100 g/L 以上；CT、MR 等评估肿瘤局部情况，未行术前新辅助治疗。

手术情况

术式：全结肠切除 +Miles+ 末端回肠造口。

手术过程：常规消毒（腹部、会阴部、肛门直肠），铺巾、盖膜。取脐孔上缘小切口切开皮肤（A 孔），穿刺制造二氧化碳气腹至压力为 12 mmHg，自 A 孔穿入 10 mm trocar 进镜探查：腹腔内无损伤、无出血。分别取右下腹麦氏点偏下（B 孔）、左侧反麦氏点偏下（C 孔）、左下腹锁骨中线脐下方（D 孔）、右下腹锁骨中线脐下方（E 孔）小切口，穿入 trocar 进器械探查：右下腹粘连，腹腔内未见腹水，肝未见占位。脾未见肿物；胃、小肠未见异常。结肠系膜未见淋巴结肿大，结直肠未见异常。

游离乙状结肠及直肠：摇休位至头低足高，暴露盆腔。分离右下腹粘连，超声刀操作：提起乙状结肠，于结肠系膜根部游离肠系膜下动脉，分离出肠系膜下动静脉并以塑料夹于其根部闭合切断之，断端无渗血。游离乙状结肠，打开乙状结肠两侧腹膜至膀胱直肠凹陷腹膜返折，可见两侧输尿管、髂血管并加以保护。继续以超声刀向下游离乙状结肠及部分直肠系膜，注意保护盆腔自主神经，完整切除乙状结肠及直肠系膜组织及淋巴结，分离乙状结肠两侧及直肠侧韧带，切开腹膜反折，分离直肠前壁，游离远段直肠一周达盆底肌肉水平。

游离左半结肠：打开侧腹膜上至脾曲，下至降结肠中部。从横结肠中部打开胃结肠韧带，右至结肠肝曲、左至结肠脾曲锐性分离脾结肠韧带，游离粘连，脾下极被膜无损伤渗血。完全游离结肠脾曲后暴露结肠中血管及分支，于结肠中血管根部切断结扎。

游离右半结肠：切开盲肠、升结肠及末段回肠内侧腹膜，向结肠肝曲游离，注意保护右侧输尿管、髂血管及十二指肠水平部。继续以超声刀向下游离升结肠下段及盲肠，清扫肠系膜组织及淋巴结，将盲肠完全游离。以 Endo-GIA 夹闭切断闭合回肠末端肠管。

至此，将全结肠完整游离。台上医师分组。

肛门组：重新消毒肛门处皮肤，梭形切除肛门，切除肛门周围脂肪组织，切断肛门括约肌、肛提肌、直肠尾骨肌等肌肉，切开盆腔筋膜，从下方分离直肠，将全结肠及直肠肠管拉出肛门，断耻骨直肠肌，直肠肿物直径约为 4 cm，未侵透直肠系膜，注意保护前列腺并将直肠完整切除，移除标本。生理盐水冲洗盆腔，仔细检查盆腔、骶前及肛门肌肉无活动出血。将骶前放置"小葱"引流管一根，固定。按层缝合肌肉及会阴皮肤。

造瘘组：回肠单腔造瘘术：以 Endo-GIA 夹闭切断直乙交界处肠管，远端肠管置于盆腔待操作。

分组：腹腔组，腹腔放气，将近段肠管自右侧平脐水平切口提出并修整，行单腔造瘘，提出肠管约为 3 cm，分别与腹膜、腹外斜肌腱膜、皮肤缝合固定，血运良好，无张力。

重新腹腔充气，查肠管无扭曲；冲洗腹腔，无出血、渗血。清点器械纱布无误，腹腔组丝线间断缝合腹壁小切口。术闭。术中未输血。开放造瘘口，标本交家属过目后送病理科。

术后病理结果：（部分回肠＋阑尾＋结肠＋直肠）切除回肠末段（长为 6.5 cm，周径为 4 cm）、全结肠＋直肠（长为 131 cm，周径为 6～10 cm）、肛管（长为 3 cm，周径为 6.5 cm）。附阑尾长为 5.5 cm，直径为 0.6 cm。回肠、全结肠及直肠内见息肉百余枚，粟粒大，直径为 4.5 cm。直肠见一隆起型肿物，大小为 2.5 cm×2.0 cm×2.0 cm（图 18-6）。镜检：直肠隆起型中分化腺癌。回肠、全结肠及直肠多发性低级别管状腺瘤，其中（直径 4.5 cm）部分为高级别绒毛管状腺瘤，部分为低级别绒毛管状腺瘤，符合息肉病改变。癌瘤侵至深肌层。脉管见侵犯。两侧手术断端未见癌残留。肠系膜淋巴结 3/87 枚见癌转移。阑尾呈慢性炎。免疫组织化学染色（图 18-7）：D2-40 示淋巴管见侵犯，CK 显示肿瘤出芽分级：G2，Ki-67 指数（约 50%），P53（－），Desmin（显示断裂的肌层）、Her-2（1+）；MSH2（＋）、MSH6（＋）、PMS2（＋）、MLH1（＋），结果提示错配修复蛋白功能无缺失。EVG 及 EVG+HE（血管见侵犯）。

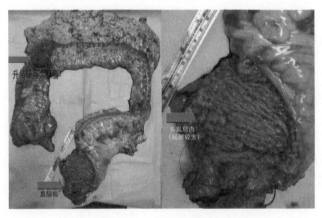

图 18-6 大体病理标本

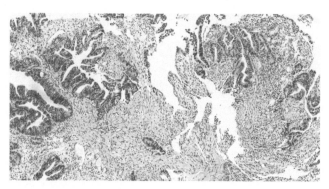

图 18-7　术后病理图片：纤维组织内腺癌浸润；HE，X200

病理分期：直肠癌（$pT_3N_1M_0$，ⅢB 期）。

术后恢复情况：术后患者恢复顺利，术后白细胞进行性下降，患者无寒战、发热等不适。会阴引流量较多，引流液稍浑浊，小肠造口排气排便良好。术后 13 天携带引流管出院，待引流量减少后返院拔管。

术后辅助治疗：拟术后 4 周后行 CapeOX 化疗。

📋 病例分析

患者为青年男性，因便血就诊，胃镜及结肠镜提示胃肠道多发息肉，结合患者母亲同样病史，考虑为家族性息肉病。患者肠镜及病理明确直肠癌变，周围脏器未见侵犯，未发现肝、肺等远处转移，诊断明确，手术指征明确。患者结直肠息肉密布，故行全结直肠切除术，因癌变部位位于低位直肠，故同时完成直肠癌引流区域的淋巴结清扫。全结直肠切除术相当于一次手术中同时完成右半、左半、乙状及直肠切除术，术中需根据切除范围调整术者及助手站位。该术式耗时较长，不宜提前切断肠管供养血管，以避免因肠管缺血坏死后长时间留存于腹腔内造成腹腔感染。本例患者取平截石位，术者位于患者左侧，先自回盲部开始游离右半结肠系膜，继而调整至患者右侧完成左半结肠系膜游离，之后游离肠系膜下动静脉并切断，继续完成乙状结肠及直肠系膜游离后，分成两个操作组，会阴组完成会阴部切除与盆腔游离部分贯通的同时，腹腔组自回盲部裁剪结肠系膜，并依次断回结肠血管、结肠中动静脉等，完成结直肠系膜的完整切除，直线切割闭合器于末段回肠切断闭合肠管后，全结直肠标本即可通过会阴部拉出。最后完成会阴部冲洗缝合置管及回肠单腔造瘘。

该术式会阴部易发生残余感染，患者术后盆腔引流液混浊，故在体温正常后依然保留引流管出院，待引流液清亮后再行拔管。

病例点评

家族性结肠息肉病归属于腺瘤性息肉综合征，是一种常染色体显性遗传性疾病，偶见于无家族史者，全结肠与直肠均可有多发性腺瘤，多数腺瘤有蒂，乳头状较少见，息肉数从 100 个左右到数千个不等，自黄豆大小至直径数厘米，常密集排列，有时成串，其组织结构与一般腺瘤无异。其临床症状常以消化道出血为主要表现症状。其治疗原则为盲肠、升结肠及直肠息肉稀少者，可行次全结肠切除，盲肠与直肠吻合术。术后定期复查，发现息肉就用高频电摘除。若为全结肠密集分布型息肉，如息肉无恶变，应行全结肠切除，将回肠做成 "J" 或 "W" 字形贮袋与肛管吻合。如息肉有恶变，可行全结肠切除，回肠造口术，并且根据息肉恶变的不同部位，做相应部位的淋巴结清扫、根治术。本例患者术前已明确同时合并低位直肠癌变。行全直肠根治性切除并行回肠造口符合原则。该术式创面较大，出血量较常规腹腔镜手术出血量大，患者术前已存在中度贫血，应先输血后手术。

019

腹腔镜根治性右半结肠切除术治疗升结肠癌一例

病历摘要

患者一般情况： 男性，71 岁。主因"腹泻半年"入院。

现病史： 患者入院半年前无明显诱因开始出现腹泻，为棕色稀汤样便，每日 2～3 次，伴腹部下坠感，无腹痛、腹胀，无恶心、呕吐，无反酸、烧心，无发热、黄疸，无鲜血便、黑便等。患者入院 3 周前就诊于当地医院，行电子结肠镜检查提示：回盲瓣表面不规则菜花样肿物；近肝曲横结肠见 0.3 cm 息肉，近脾区降结肠 0.3 cm 息肉，乙状结肠降结肠交界处 0.5 cm 息肉，直肠黏膜 10 余个 0.1～0.2 cm 小息肉，考虑：回盲瓣腺瘤？结肠、直肠多发息肉。肠镜活检病理示：

（回盲部）肠黏膜腺体呈高级别上皮内瘤变，伴癌变。（横）结肠黏膜管状腺瘤伴低级别上皮内瘤变。（降）结肠黏膜慢性炎，少部分腺体伴低级别上皮内瘤变。患者为进一步诊治，就诊于我院门诊，以"盲肠癌；结肠多发息肉"收入院。患者平素饮食、睡眠良好，小便正常，大便如上描述，无便血及黑便，近期体重无明显变化。

既往史：阿司匹林过敏史，表现为喘憋、呼吸困难。

查体：全身浅表淋巴结未触及肿大。腹部平坦、对称，无皮疹、色素沉着，无脐疝、腹壁静脉曲张，未见胃肠型及蠕动波。全腹软，肝、脾肋下未触及，无压痛、反跳痛及肌紧张，未触及肿物、包块，Murphy's 征（－），振水音（－）。肝浊音界正常，肝、肾区无叩击痛，移动性浊音（－）。肠鸣音正常，约 4 次 / 分，未闻及血管杂音。肛诊：肛周皮肤未见异常，肛门括约肌紧张度可，进指约 6 cm 未触及肿物，退指未见血染。

实验室检查

血常规：RBC 4.36×10^{12}/L，HGB 128 g/L，HCT 37.7%。

生化：TP 62.1 g/L，ALB 34.8 g/L，CHOL 5.64 mmol/L。

肿瘤标志物（－）。

影像学检查

腹、盆腔 CT 平扫＋增强：结肠肝曲套入远端横结肠，近端肠管积气，远端结肠肠管萎陷，周边脂肪间隙模糊，可见多发迂曲血管及淋巴结影，大者短径约为 0.8 cm；增强扫描套叠肠管内见不规则强化灶，界限不清（图 19-1）。

检查诊断：结肠肝曲肠套叠，肿瘤所致可能。

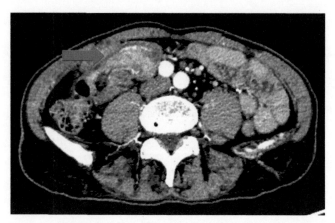

图 19-1　腹部增强 CT：箭头所指为结肠肝曲套入远端横结肠

电子结肠镜（2018 年 5 月 2 日）：如图 19-2 所见，回盲瓣表面不规则菜花样肿物，活检 6 块，阑尾开口周围不能视及。余升结肠未见异常，近肝曲横结肠见 0.3 cm 息肉，活检 1 块钳除，近脾曲降结肠 0.3 cm 息肉，活检 1 块钳除，乙状结肠降结肠交界处 0.5 cm 息肉，活检 1 块，未能钳除，直肠黏膜 10 余个 0.1 ～ 0.2 cm 小息肉。

检查诊断：回盲瓣腺瘤？结肠、直肠多发息肉。

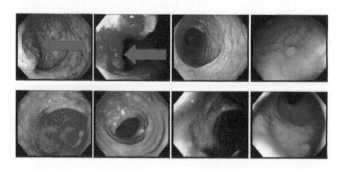

图 19-2　结肠镜检查：箭头所指部位为回盲瓣肿瘤

术前病理

肠镜活检病理：（回盲部）大肠黏膜腺体呈高级别上皮内瘤变，伴癌变。（横）结肠黏膜管状腺瘤伴低级别上皮内瘤变。（降）结肠黏膜慢性炎，少部分腺体伴低级别上皮内瘤变。

外院肠镜活检本院病理会诊：①回盲部：结肠之高级别上皮内瘤变，呈原位腺癌及黏膜内癌改变，因取材表浅，不除外其深部存在浸润性腺癌。②横结肠及降结肠：结肠之低级别管状腺瘤。

术前诊断：盲肠癌，结、直肠多发息肉，横结肠腺瘤性息肉内镜切除术后，降结肠炎性息肉内镜切除术后。

诊疗经过

术前检查准备情况

患者入院后完善术前检查，考虑盲肠癌临床诊断明确并继发升结肠套叠表现，完善术前相关检查无手术禁忌，因套叠后腹部 CT 无法评估肿瘤分期，患者术前有排气、排便，无腹胀、呕吐等肠梗阻表现，术前未给予禁食水、补液治疗。

手术情况

腹腔镜根治性右半结肠切除术。

腹腔镜探查：取脐孔上缘小切口切开皮肤（A 孔），切开至腹膜，穿入 Trocar，制造二氧化碳气腹至压力为 12 mmHg，自 A 孔进镜探查：腹腔内无损伤、无出血。分别取右下腹麦氏点偏下切口（B 孔）、左侧反麦氏点偏下切口（C 孔）、左下腹锁骨中线脐上方切口（D 孔），穿入 Trocar 进器械探查：右侧腹轻度粘连，腹腔内无腹水，肝脏大小正常，表面光滑。脾、胃及十二指肠未见异常；腹主动脉旁、盆腔、肠系膜等未见肿大淋巴结；腹腔内、网膜、肠系膜等未见转移结节。小肠未见肿物。升结肠可见肿物直径约为 3 cm，未侵透浆膜，肿瘤与肝脏无粘连，肿瘤与右肾脂肪囊无粘连，肿瘤与腹壁有粘连。余结直肠未见异常。

具体手术操作：摇体位，保护小肠，超声刀操作：依次显露回

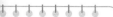

结肠血管、右结肠动脉、胃肠干、结肠中动静脉右支根部、胃网膜右静脉，依次清除血管根部脂肪淋巴组织并以塑料夹夹闭后切断（图19-3）。游离过程中注意保护十二指肠水平部及胰头。扩展右结肠Toldts 间隙，注意保护十二指肠、胰头钩突。断部分大网膜、切开胃结肠韧带，依次向肝曲、升结肠、盲肠外侧系膜末段回肠外侧腹膜（注意保护右侧输尿管、髂血管）游离，将右半结肠完全游离。

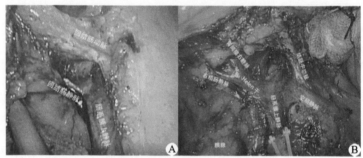

注：A：回结肠动静脉的游离；B：胰胫前血管的游离

图 19-3　右半结肠手术重要血管的游离

取上腹正中切口约 5 cm，切开入腹，塑料套保护切口，将肿瘤及升结肠、末段回肠自此切口提出至腹壁外。游离横结肠近肝曲及末段回肠距回盲瓣约 20 cm 处肠管一圈，Ligasure 断之。将断端对合，穿入 Endo-GIA 60 mm 直线切割闭合器并击发，行小肠、横结肠侧侧吻合，直线切割 80 mm 直线切割闭合器闭合断端，3-0 可吸收线间断缝合加固吻合口及结肠闭合口。查吻合口畅，张力不高，血运好，无狭窄，无出血渗漏。

将肠管还纳回腹腔，查腹腔内无活动出血，腹腔温生理盐水冲洗并洗净，缝合上腹切口，清点纱布器械无误，重新建立气腹，查腹腔内无活动出血，各血管闭合夹在位，右侧腹放胶管引流一根于胰下，创面喷洒止血粉。逐层缝合切口及戳孔，术闭。术中出血量约 50 ml，未输血。

术后病理

如图 19-4 所见，切除之回肠末段（长为 8 cm，直径为 1.5 cm），盲肠及部分升结肠（长为 19 cm，直径为 4.5 cm）。附阑尾长为 4.5 cm，直径为 0.8 cm。距回盲瓣 10 cm、结肠断端 4.5 cm 见一隆起型肿物，4.5 cm×4.0 cm×1.0 cm，累及肠壁管壁 1/2。镜检：（右半结肠）隆起型中分化腺癌。癌瘤侵犯深肌层，灶性侵至浆膜下层。脉管未见明确癌栓。两侧手术断端未见癌残留。周围可见多发低级别管状腺瘤（粟粒大 – 直径 0.8 cm）。慢性阑尾炎。肠系膜淋巴结 24 枚未见癌转移。免疫组织化学染色：CD31、CD34 及 D2-40（显示脉管），CK（+，肿瘤出芽分级 G2），P53（+），Desmin（显示肌层断裂），C-erbB-2（−），Ki-67（指数约 50%），MSH2（+）、MSH6（+）、PMS2（+）、MLH1（+）、结果提示错配修复蛋白无功能缺失。特殊染色：EVG 及 EVG+HE（未见明确脉管侵犯）。

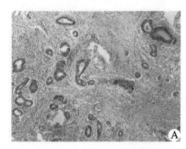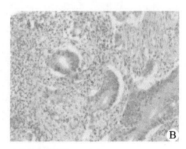

注：A. HE 染色，×200；B. HE 染色，×400

图 19-4　升结肠肿瘤病理

病理分期：升结肠癌（$pT_3N_0M_0$，ⅡA 期）。

术后恢复情况：患者术后病情稳定，恢复顺利，术后第 2 天排气，少量饮水，术后第 3 天进流食，术后 7 天出院。

术后辅助治疗情况：患者升结肠癌ⅡA 期，无高危因素，建议随访观察。

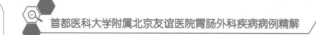

病例分析

  该例患者是例典型的右半结肠癌并行标准腹腔镜右半结肠癌根治手术的病例。腹腔镜右半结肠癌根治术已进入了腹腔镜下 CME 手术时代，对较为早、中期的患者正逐渐成为常规的首选的标准手术方式，手术更加彻底、淋巴结清扫要求更高，因而手术有一定难度，尤其是腹腔镜下手术有较大风险，要真正做好该手术，仍有一定的难度。

1. 肠系膜上血管的解剖和淋巴结的清扫

  腹腔镜右半结肠手术最常见入路为中间入路，依不同术者习惯，临床中亦可采用外侧入路、尾侧入路、头侧入路不同做法。该例腹腔镜右半结肠癌根治采用中间入路，先行肠系膜上血管及回结肠血管、右结肠血管、中结肠血管解剖，根部离断并行淋巴结清扫，这样才能真正做到血管根部淋巴结清扫（D3），Toldt's 间隙分离可在直视下进行，更加符合肿瘤根治的原则。但在具体操作中常有一定的难度，由于担心肠系膜上静脉（SMV）的损伤，不敢紧贴血管根部进行分离解剖，这样不仅淋巴结清扫达不到要求，同时由于血管解剖不清易致损伤，引起术中大出血。目前腹腔镜下右半结肠癌根治多行 CME 术式，要求打开 SMV 表面血管鞘，沿鞘内疏松层面彻底解剖 SMV 外科干，这是完成标准的 CMV 手术的重要步骤，但在 SMV 表面操作仍然有较大风险，一旦血管损伤即可导致难以控制的汹涌的大出血，这是该手术的难点之一。CME 手术要求术中暴露肠系膜上动脉（SMA），从右侧结肠供应血管根部离断血管并清扫淋巴结，否则就难以做到真正的 CME 要求的 D3 清扫标准。这是腹腔镜右侧 CME 的又一难点。

笔记

2. 胰头前方 SMV 属支血管的解剖和出血的预防和处理

分离结肠肠系膜与胰头之间隙时常易致出血，这是腹腔镜右侧 CME 手术的难点之一。若肿瘤位于回盲部、升结肠可保留胃网膜右静脉；若肿瘤位于肝曲或横结肠则可离断胃网膜右静脉，并于胃网膜弓内分离清扫第 6 组淋巴结，也可清扫第 6 组淋巴结同时保留胃网膜动静脉，这对腹腔镜下解剖分离的技术要求较高。本病例肿瘤位于升结肠，故而未清扫第 6 组淋巴结。

3. 吻合口并发症的预防和处理

肿瘤切除后的重建是腹腔镜右半结肠癌根治手术的重要步骤，也是并发症高发的环节。常用的重建方式一般有回肠 – 结肠的端 – 侧吻合和侧 – 侧吻合两种，多主张于上腹正中开一小口将游离的右半结肠拿出体外切除重建，切口大小与肿瘤大小相关。

本例手术采用侧 – 侧吻合方式以求较大的吻合口径。侧 – 侧吻合应选择肠管对系膜缘开口，插入切割吻合器后也应于对侧系膜缘切开，避免偏离对系膜缘，吻合口紧贴系膜而易引起出血，同时给吻合口加强缝合带来困难。完成吻合后一般应行吻合口和闭合口全层加强以预防出血；端 – 侧吻合易引起吻合口扭转，应特别注意，由于切口较小，肠管拿出体外后已无法从系膜根部辨别其方向，且由于回肠肠管系膜比较长，更加给肠管是否扭转的辨别带来困难。

4. 肠管切除重建后系膜孔的处理

腹腔镜右半结肠癌根治术后引起肠梗阻的原因有很多，系膜孔未关闭引起内疝形成是其中之一。由于 CME 切除后，后方结构的重要性，同时腹腔镜下缝合有一定困难，一般肠管放回腹腔后系膜孔不关闭，但肠管放回腹腔后吻合口常骑跨在小肠上方，故小肠肠管的排列就显得非常重要。

病例点评

结直肠癌患者常因大便习惯改变、黑便、血便、腹部隐痛等症状就诊，经结肠镜及腹盆部 CT 等一系列检查后最终确诊。该例患者术前结肠镜及病理明确诊断右半结肠癌表现。入院以后的检查提示：①患者电子结肠镜提示肿瘤部位为盲肠癌，而术前增强 CT 提示为升结肠套入横结肠，两者部位不完全一致，术中明确肿瘤部位为升结肠，原因考虑为结肠套叠后造成电子肠镜误判，临床上电子结肠镜判断肿瘤位置与实际位置不符的情况并不鲜见，肿瘤位置判断还应以 CT 或钡灌肠为准，但该患者仍可诊断为右半结肠癌，未见周围脏器侵犯及远处转移；手术指征明确，该患者选择根治性右半结肠切除术符合手术原则；②患者的 CT 提示不除外肿瘤所致肠套叠可能，但患者未见活动性消化道出血或弥漫性腹膜炎等肠坏死表现，亦未见肠梗阻表现，因此术前未给予特殊治疗；患者术中探查未见肠管套叠表现，有可能在术前已自行复位；③患者肠镜提示肠道其他部位散发小息肉，对于这种肠癌合并多发息肉的患者，临床上一般分两种情况，息肉直径≤2 cm、带蒂等容易在内镜下切除的良性肿瘤，可在肠癌手术后再行内镜切除，对于内镜不易切除或内镜所见不除外恶变的良性肿瘤，可先行内镜切除，若内镜无法切除或病理提示恶性变的，可在肠癌手术时一并切除。

020
同时性多发性肠癌一例

病历摘要

患者一般情况：男性，80岁。主因"大便带鲜血2月余"入院。

现病史：患者2月余前无明显诱因出现便中带血，鲜血附着于大便上，量少，不伴有里急后重，无排便不尽感，无腹痛、腹胀，无恶心、呕吐，无大便变细，每日晨起大便1次，成形大便，无黑便。遂就诊于某肿瘤医院，行腹部CT示：直肠下段癌，可疑侵透浆膜。结肠镜+病理提示：直肠癌（距肛门缘8～13 cm），为中分化腺癌；回盲瓣至回肠远端宽基息肉样病变，为绒毛状腺瘤，伴低级别上皮内瘤变，部分高级别上皮内瘤变；回盲瓣局部略隆起，呈慢性炎。

为行进一步治疗，门诊以"直肠癌"收入我科。自发病以来，精神、饮食可，睡眠可，小便正常，大便如上，体重未减轻。

既往史： 肺结核 60 余年，接受药物治疗，具体不详，CT 提示双肺上叶陈旧性病变。高血压 3 年余，最高血压 150/90 mmHg，目前规律服用倍他乐克，血压控制在正常范围内。完全性右束支传导阻滞，偶发室早，房早 2 个月。

查体： 腹部平坦，未见肠型蠕动波，触诊腹部柔软，无肌紧张，无压痛、反跳痛，未触及肿物，肝脾未触及、叩诊呈浊音，移动性浊音阴性，听诊肠鸣音可，3 次 / 分，未闻及气过水声及高调金属音，未闻及血管杂音。膝胸位，肛门周围未见异常，肛门括约肌紧张度可，进指约 6 cm，于 6 点钟方向可触及肿物下极，活动度差，退出后指套无血染。

实验室检查： 肿瘤标志物：CEA 5.85 ng/ml，CYFRA211 3.41 ng/ml，CA724 9.73 U/ml，NSE 25.43ng/ml。余检查如血常规、生化、凝血机能检查、传染病、血气分析等未见异常。

影像学检查

腹、盆腔 CT 平扫＋增强（2018 年 1 月 25 日）：直肠下段肠壁明显偏心性增厚，并可见不规则软组织肿块（图 20-1），下端距肛门 3.5 cm，肠壁最厚处约 2.5 cm，管腔变窄，外廓毛糙，周围系膜内可见索条影，并可见数个小淋巴结，局部肠管明显变窄。升结肠可见部分肠壁增厚（图 20-2）。

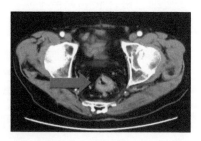

图 20-1　盆腔 CT：箭头所示为直肠壁增厚

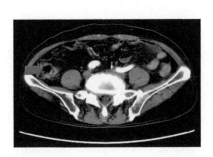

图 20-2　腹部 CT：箭头所示为升结肠壁增厚

腹、盆腔 MR 平扫 + 增强（图 20-3，2018 年 1 月 29 日）：直肠肠壁明显增厚，并可见不规则肿块，肠壁最厚处约为 2.7 cm，受累肠管长度约为 8.2 cm，远端距肛缘约为 1.8 cm，达耻骨直肠环；肿块在 T_1WI 上呈等信号，在 T_2WI 上呈稍高信号，DWI 上肿块呈高信号，局部肠管明显变窄。病变主体位于腹膜反折以下，突破直肠外膜在其系膜后方形成多个肿瘤结节，大者直径约为 1.1 cm，侵及直肠系膜筋膜；直肠系膜内见多个淋巴结（4 枚），其中最大者短径约为 0.4 cm，增强扫描上述淋巴结部分明显强化，部分呈环形强化。直肠系膜内可见血管受侵。双侧髂内静脉旁未见明确肿大淋巴结。

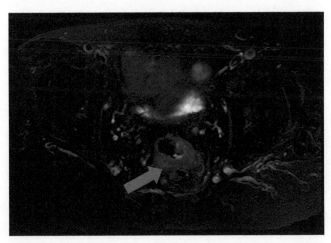

图 20-3　盆腔 MRI 检查：箭头所指示为直肠壁增厚，癌变

结肠镜检查：肠镜（2018 年 2 月 2 日）：钩拉法循腔进镜

80 cm 至回肠末端，进镜顺利。阑尾开口清楚，未见糜烂溃疡及新生物。回盲瓣呈唇形，回盲瓣及回肠末端可见一大小约 2.0 cm 隆起性病变，病变粗糙伴充血，病变跨越回盲瓣口。NBI+ME 观察，病变处腺管开口 pit pattern 分型呈 Ⅲ L– Ⅳ 型，NICE 分型呈 TYPE Ⅱ 型。距肛门 6 ～ 9 cm 可见一大小约为 3 cm 的盘状隆起，表面粗糙伴溃疡形成。余结肠血管纹理清，半月襞完整，无糜烂、溃疡及新生物（图 20-4）。

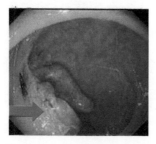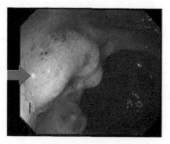

图 20-4　结肠镜检查：箭头所示分别为回盲瓣肿瘤及直肠肿瘤

　　超声内镜（图 20-5，2018 年 2 月 2 日）：钩拉法循腔进镜 80 cm 至回肠末端，进镜顺利。阑尾开口清楚，未见糜烂溃疡及新生物。回盲瓣呈唇形，回盲瓣及回肠末端可见一个大小约为 2.0 cm 的隆起性病变，病变粗糙伴充血，病变跨越回盲瓣口。超声 + 小探头：病变处呈偏低回声，与黏膜下层分界不清，固有肌层尚完整。

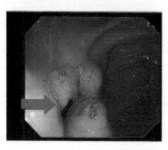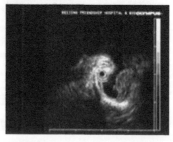

图 20-5　回盲瓣超声结肠镜直视及超声表现：箭头所示为回盲瓣肿瘤

　　术前病理：直肠癌（距肛门缘 8 ～ 13 cm），为中分化腺癌；回盲瓣至回肠远端宽基息肉样病变，为绒毛状腺瘤，伴低级别上皮内瘤变，部分高级别上皮内瘤变；回盲瓣局部略隆起，呈慢性炎。

主要诊断：直肠癌，回盲瓣绒毛状腺瘤，癌变？高血压Ⅰ级，心律失常，完全性右束支传导阻滞，偶发室早，偶发房早，陈旧性肺结核。

诊疗经过

术前检查准备情况

（1）完善头颅CT、肺功能、超声心动图等检查，请内科、麻醉科、神经内科会诊评估围手术期风险。

（2）术前评估：未见明确手术禁忌证。

（3）临床分期：直肠癌（$cT_3N_0M_0$，Ⅱ A期），回盲瓣绒毛状腺瘤，癌变？

（4）术前新辅助放化疗：无。

手术情况

（1）术式：腹腔镜直肠癌根治术（Dixon）＋回盲部切除术＋回肠双腔造瘘术。

（2）手术过程：常规消毒（腹部、会阴部、肛门直肠），铺巾、盖膜。取脐孔上缘小切口切开皮肤（A孔），穿刺制造二氧化碳气腹至压力为12 mmHg，自A孔穿入10 mm trocar进镜探查：腹腔内无损伤、无出血。分别取右下腹麦氏点偏下（B孔）、左侧反麦氏点偏下（C孔）、左下腹锁骨中线脐下方（D孔）、右下腹锁骨中线脐上方（E孔）小切口，穿入trocar进器械探查：腹腔内未见腹水，肝未见肿物，脾未见肿物；胃、小肠未见异常。病变位于腹膜返折处，大小约 5 cm，侵及浆膜。余结、直肠未见明确占位性病变。

摇体位至头低足高，暴露盆腔。超声刀操作：提起乙状结肠，于结肠系膜根部游离肠系膜下动脉及其分支（左结肠动脉，乙状结肠动脉，直肠上动脉），分离出乙状结肠血管、直肠上血管并以塑料夹于其根部闭合切断之，断端无渗血，保留左结肠动脉。游离乙状结肠，打开乙状结肠两侧腹膜，可见两侧输尿管、髂血管并加以保护。继续以超声刀向下游离乙状结肠及直肠系膜，注意保护盆腔自主神经，完整切除部分乙状结肠及直肠系膜组织及淋巴结。距肿瘤远端约 5 cm 以 Endo-GIA 夹闭切断直肠远段肠管，断端闭合满意。游离回盲部系膜组织，拟距离回盲部近端远端各 5 cm 切断肠管。取下腹正中切口 5 cm，以塑料袋保护切口。提出回盲部未触及明确肿物，打开盲肠，见回盲瓣附近 2 cm 大小息肉，关闭盲肠，距肿物近端、远端各 5 cm 切断肠管，将断端对合，穿入 Endo-GIA 60 mm 直线切割闭合器并击发，行小肠、升结肠侧 - 侧吻合，直线切割 80 mm 直线切割闭合器闭合断端，3-0 可吸收线间断缝合加固吻合口及结肠闭合口。查吻合口畅，张力不高，血运好，无狭窄，无出血渗漏。将近段肠管及肿瘤自此切口提出至腹壁外，分次钳夹切断部分结肠系膜，距肿瘤近端约 10 cm 切断肠管，移除标本。以荷包缝合器缝合肠管，开放肠管并消毒，放入吻合器头并结扎固定。将肠管放回腹腔，重新腹腔充气，检查肠管血运良好，无张力。重新消毒肛门处皮肤，自肛门插入直线切割 28 mm 吻合器，从直肠断端闭合端戳出，与近端肠管之吻合器头固定，查肠管无扭曲，无张力，对合良好，激发吻合，切下两圈完整的肠壁。冲洗局部腹腔，查无出血、渗血。距回盲部 40 cm 回肠于右侧腹壁行双腔造瘘术。盆腔放硅胶引流管 2 根，1# 可吸收线缝合腹壁各切口。术毕。吻合口自肛门探查未触及，出血量约 300 ml。术中未输血。标本交家属过目后送病理科。

术后病理结果：（直肠）肠管一段（长为 16 cm，周径为 5.5 ～ 6.0 cm），距一侧断端 2.0 cm，另一侧断端 10 cm，见一溃疡型肿物（4.2 cm×3.5 cm×1.0 cm），环绕管壁 1/2。镜检：直肠溃疡型中分化腺癌，部分呈黏液腺癌。癌瘤侵透肌层至浆膜下层，环周切缘阴性。两侧手术断端及另送吻合口近端、远端均未见癌残留。肠系膜淋巴结 7 枚未见癌转移（仔细查找），见癌结节 5 枚。免疫组织化学染色：D2-40、CD34 及 CD31 示脉管，CK 显示肿瘤出芽分级：G3，Ki-67 指数（约 50%），P53（−），Desmin（显示断裂的肌层）、Her-2（1+）；MSH2（＋）、MSH6（＋）、PMS2（＋）、MLH1（＋），结果提示错配修复蛋白功能无缺失。（回盲部）部分回肠及盲肠一段共（长为 5.5 cm，周径为 5.5 cm），距回肠断端 0.8 cm，盲肠断端 3.2 cm 见一隆起型肿物（1.5 cm×1.2 cm×1.5 cm），环绕管壁 1/4。阑尾长为 4.5 cm，直径为 0.5 cm。镜检：盲肠高级别绒毛管状腺瘤，部分癌变为中分化腺癌。癌瘤侵至黏膜下层。两侧手术断端未见癌残留。阑尾呈慢性炎。肠系膜淋巴结 1 枚未见癌转移（仔细查找）。

病理分期： 直肠癌（$pT_3N_{1c}M_0$，ⅢB 期）；盲肠癌（$pT_1N_0M_0$，Ⅰ期）。

术后恢复情况，有无并发症： 术后第 2 天回肠造口排气排便，术后 6 天出院。

术后辅助化疗： 因患者高龄，未行术后化疗。

病例分析

患者为高龄老年男性，术前检查明确结直肠存在两处原发癌，一为直肠癌，二为回盲瓣息肉癌变。经超声内镜及核磁评估直肠癌

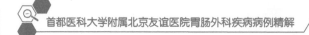

分期为 cT_3N_0；经超声内镜评估，回盲瓣肿瘤分期为 cT_1N_0；胸腹部 CT 未见肝肺等远处转移；结直肠同时性双原发癌诊断明确。因患者高龄，同时行两处原发根治性手术创伤大，风险较高，术前请消化科会诊后因回盲瓣早癌位于回盲瓣，无法行内镜切除。因患者手术风险较高，本例手术在减少手术风险方面主要采用了三种措施：①患者直肠癌为进展期，而回盲瓣肿瘤为早癌，未发现淋巴结转移确切证据，因而手术切除的范围为直肠癌行 D2 淋巴结清扫，而回盲瓣肿瘤则行 D1+ 淋巴结清扫，以尽量减少手术创伤。②本例手术过程先完成直肠癌根治部分，再完成回盲部的充分游离，两侧癌灶均由下腹正中切口提出，完成肿瘤相关肠段切除。③于末段回肠行预防性双腔造口，降低可能发生的吻合口漏的严重程度。患者术后恢复良好，未发生严重并发症。并于 3 个月后完成回肠造口还纳。

病例点评

　　同时性多发性原发肠癌两侧原发癌灶均应完成相应的根治手术是此类手术的原则，但在保证根治切除的前提下应尽可能降低手术风险。本例患者在治疗过程中无论是前期寻求内镜切除回盲瓣早癌还是手术过程中采用的减少切口、回肠保护性造口等方法，均体现了上述原则。

021

右半结肠癌根治术后
吻合口出血一例

病历摘要

患者一般情况： 男性，78岁。主因"黑便1个月，右下腹痛10天，加重两天"入院。

现病史： 患者1个月前无明显诱因出现黑便，后每次大便均发黑，量不多，不伴腹泻，无恶心、呕吐，伴乏力。后出现腹痛，为右下腹持续性疼痛，可触及包块，遂就诊于外院，行CT检查可见回盲部占位性病变，行肠镜检查，考虑回盲部癌。2天前患者右下腹腹痛加重，就诊于我院急诊，急诊以"回盲部癌？"收入院。

既往史： 高血压病史10年，口服降压药，血压稳定于

120/70 mmHg。

查体：腹部外形平坦。未见胃肠型及蠕动波。腹部触诊柔软，右下腹可触及约 5 cm×5 cm 的包块，触之轻压痛，移动性差，无反跳痛及腹肌紧张，肝脏、脾脏及肾脏未触及，肝区、脾区叩击痛阴性，双侧肾区无叩痛。肠鸣音 3 次 / 分，无气过水声及高调金属音。

实验室检查：血常规、生化、肿瘤标志物未见明显异常。

影像学检查：回盲部壁不规则增厚并局部形成肿块，大小约为 3.3 cm×3.1 cm（图 21-1、图 21-2），呈中度不均匀强化，浆膜面稍毛糙，邻近肠系膜区可见多发小淋巴结。考虑：回盲部肠壁不规则增厚，恶性不除外，请结合肠镜检查。

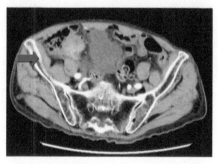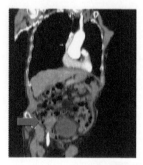

图 21-1　腹部增强 CT：箭头所示为回盲部肠壁不规则增厚并局部形成肿块　　图 21-2　腹部 CT 冠状面重建图：箭头所示为肿物位于回盲部

胃肠镜检查：回盲瓣呈唇形，回盲部黏膜充血、水肿明显，黏膜略粗糙，可见一约为 0.3 cm 的息肉样隆起（图 21-3）。余结肠黏膜光滑，血管纹理清，半月襞完整，无糜烂、溃疡及新生物。回盲部病变。

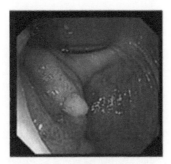

图 21-3　结肠镜检查：回盲瓣呈唇形，可见一息肉

术前病理：（回盲部肿物）部分呈低级别管状腺瘤。

诊断：回盲部占位，癌变？结肠息肉。高血压。

诊疗经过

术前检查准备情况

患者入院后积极完善相关术前检查及准备，未见明显手术禁忌。回盲部占位，恶性肿瘤不能除外，有手术指征，拟在全麻下行腹腔镜下右半结肠切除术。

手术情况

患者于 2018 年 6 月 26 日在全麻下行腹腔镜下右半结肠切除术，术中探查见：回盲部可见直径约为 4 cm 质硬肿物，未侵透浆膜。肠系膜淋巴结未触及明显肿大。手术过程顺利。术中出血约 50 ml，术中未输血。

术后病理

盲肠可见 4.0 cm×3.0 cm×1.3 cm 肿物。镜下：高分化腺癌。两侧手术断端未见著变。肠系膜淋巴结 9 枚（仔细寻找）呈淋巴组织增生。

术后主要并发症及处理

临床表现：患者术后 24 小时两次便血，每次量约为 200 ml，色

笔记

暗红,考虑吻合口出血,血压平稳于 110/60 mmHg,心率 95 次/分,神智清楚,无晕厥。

主要治疗及转归

治疗:监测血常规示血红蛋白进行性下降,最低为 71 g/L,为中度贫血。患者目前生命体征平稳,未出现失血性休克表现,给予巴曲亭止血、监测血常规,并间断输压积红细胞治疗。血红蛋白变化及输血治疗情况见图 21-4。

转归:术后第 7 天,患者血红蛋白趋于稳定(图 21-4),考虑吻合口出血已稳定。术后第 10 天,患者未再便血,排淡黄色软便。术后第 13 天患者无不适主诉,化验示大致正常,出院。

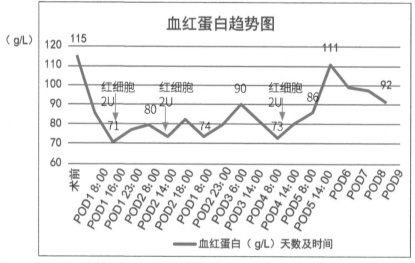

图 21-4 术后血常规检查血红蛋白趋势图,横轴 POD 表示为术后天数及时间,纵轴为血红蛋白单位(g/L),提示血红蛋白随术后出血及输血后呈下降后稳步上升表现

病例分析

治疗难点及注意事项:患者因盲肠癌行根治性右半结肠切除术,

术后出现吻合口活动性出血。吻合口出血一般可以采用以下三种方式进行处理：①监测生命体征，监测血红蛋白变化，输血、补液等抗休克治疗的同时，应用血凝酶（如巴曲亭）、凝血酶原复合物等止血药进行止血治疗；②应用电子结肠镜进行出血位置电凝、钳夹等止血；距肛门较近的直肠吻合口可进行经肛纱布压迫止血；③保守治疗方式无效可再次手术探查。该患者吻合口出血后血红蛋白明显下降，但生命体征稳定，患者并未出现休克表现。故采取保守治疗方式。患者在术后4天后血红蛋白渐趋稳定，无须再进行输血治疗。提示保守治疗有效。患者吻合口出血停止后逐步进食，并于术后10天出院。

病例点评

结直肠手术吻合口并发症常见为吻合口漏、吻合口出血、吻合口狭窄。本例患者出现吻合口出血并发症，采取保守治疗的方式，最终出血停止患者出院。吻合口出血最重要的是预防，而不是治疗。术中完成吻合后如果条件允许应不急于完成手术，而是观察吻合口是否有活动出血并及时处理。吻合口行全层间断缝合加固亦可降低术后出血概率。部分患者会出现术后迟发性吻合口出血。患者出血可控，未出现失血性休克应首先考虑保守治疗。必要时再进行内镜止血或手术探查。因为术后短时间内进行内镜检查，易造成更麻烦的吻合口漏。

022
直肠神经内分泌肿瘤一例

病历摘要

患者一般情况：男性，73岁，主因"间断便血2月余"入院。

现病史：患者2月余前无明显诱因出现便血，为鲜红色，便后出血，量不多，无疼痛，无腹痛腹泻，大便2～3天一次，无头晕乏力，无发热皮疹。1个月前于某医院行肠镜检查，示结肠多发息肉，直肠多发息肉，直肠神经内分泌肿瘤，取病理示结肠息肉组织为慢性炎，直肠组织不除外神经内分泌瘤，进一步行免疫组化确诊为直肠神经内分泌肿瘤。未予以特殊治疗，为求进一步治疗就诊于我院，门诊以直肠肿物收入我院。患者自发病以来，精神可，睡眠可，饮食可，小便正常，大便如上所述。

既往史： 50 年前行阑尾切除术。高血压 3 年，最高 170/90 mmHg，目前口服贝那普利 1 片 qd 降压，自述降压效果可。

查体： 肛诊：胸膝位，肛门周围皮肤无红肿、瘘道，进指约 7 cm，肛门紧张度可，黏膜光滑，于直肠后壁距肛门 6 cm 处触及一直径约 1 cm 肿物，质韧，表面粗糙，退出指套后无血染。

实验室检查

血常规、生化、血气等未见明显异常。肿瘤标志物正常。

影像学检查： 腹盆腔 CT 重建（2018 年 6 月 13 日）：直肠内较多内容物，肠壁显示欠清，直肠下段肠壁见迂曲强化血管影，左侧壁为著（图 22-1）。

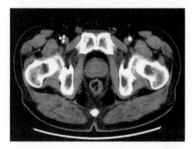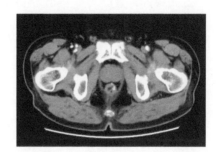

图 22-1　盆腔 CT：直肠壁未见明显肿物

盆腔平扫 + 增强 MR（2018 年 6 月 13 日）：直肠壁未见明显肿瘤（图 22-2）。

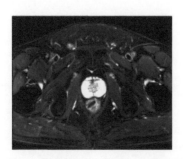

图 22-2　盆腔核磁：未见直肠明显肿瘤

超声肠镜（图 22-3，2018 年 6 月 13 日）：直肠距肛门 8 cm 处见一个 0.6 cm×0.6 cm 大小的黏膜下隆起，表面黏膜光滑，黄白色。超声所见：直肠病变起源于黏膜下层，呈低回声病变，截面大小为 5.1 mm×3.6 mm，固有肌层完整。

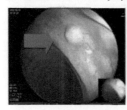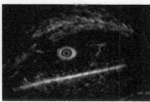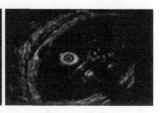

图 22-3　超声肠镜：直肠壁可见类圆形肿瘤

术前病理： 外院病理示：结肠息肉组织为慢性炎，直肠组织不除外神经内分泌瘤，进一步行免疫组化确诊为直肠神经内分泌肿瘤。

主要诊断： 直肠神经内分泌肿瘤，结肠多发息肉，直肠多发息肉，高血压 2 级（高危组），2 型糖尿病。

诊疗经过

术前检查准备情况

完善肠镜、CT 等检查。

术前评估：未见明确手术禁忌。直肠神经内分泌肿瘤。

新辅助放化疗情况：无。

手术情况

术式描述介绍：直肠病损切除术（TEM）。

手术记录：取截石位，常规消毒（会阴部、肛门直肠），铺巾。八爪拉钩扩开肛门，扩肛 4 指后经肛门置入短套筒固定，肠腔充二氧化碳至压力为 8mmHg。进镜探查：直肠腔无损伤，无出血。8～9 点钟方向，可见直肠壁直径为 0.5 cm 凸起，活动度好，触之不出血，周围肠壁弹性好，黏膜无紊乱。

经肛门内镜切除：以超声刀于距息肉根部 0.5 cm 处定位，自右侧开始切开黏膜层，至黏膜下层，连同直肠占位及周围肠壁梭形切除，移除标本。冲洗后确切止血，以 3-0 倒刺线连续全层缝合肠管创面。再次冲洗直肠腔，确认无出血，肠腔无狭窄，局部组织血供良好（图22-4），取出套筒及器械，术闭。吻合口距肛门约 5 cm，出血量约为 5 ml。术中未输血。

术后病理结果，病理分期：直肠神经内分泌肿瘤，未做免疫组化。

术后恢复情况：术后第 1 日可进水，服用安素等无渣饮食，术后第 2 日出院。

术后辅助治疗情况：无。

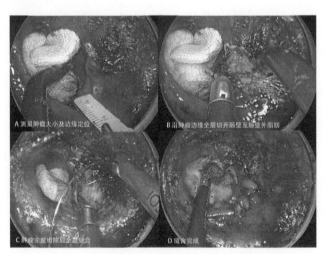

图 22-4 直肠神经内分泌肿瘤 TEM 手术过程

病例分析

神经内分泌肿瘤（neuroendocrine tumors，NETs）定义为产生多肽激素，具有共同神经内分泌标记的肿瘤。所有 NETs 都有恶性潜能，根据起源部位分为：前肠 NETs、中肠 NTEs、后肠 NETs；根据有无激素分泌过多产生相关症状分为：功能性 NETs、无功能性 NETs。胃肠道 NETs 占 75%，支气管 – 肺 NETs 占 25%。胃肠道中胃和胰腺各占 10%，小肠占 30%，直肠和阑尾各占 20%，结肠 < 5%。结直肠神经内分泌肿瘤好发于直肠中低位，尤以低位常见。其诊断主要是和直肠癌相鉴别。本例患者超声内镜提示肿瘤起源于黏膜下层、肛门指诊提示瘤体较小而触感偏韧，是与直肠腺瘤及腺癌的主要鉴别点。因肿瘤较小，术前 CT 及 MRI 均很难发现肿瘤。神经内分泌肿瘤根据核分裂象及 Ki-67 可将危险度分为 3 级（G1 ～ G3），临床经验表明，肿瘤 < 1 cm 的往往为 G1，局部手术完整切除即可达到治疗效果。该例患者行经肛门内镜微创切除手术，手术简单易行，术后恢复快。术后病理与术前评估相一致。术后定期复查，无须其他药物治疗。

病例点评

位于中低位直肠的神经内分泌肿瘤临床上并不鲜见，其因距肛门较近而早期容易被肛门指诊所发现，进而得到早期治疗。临床上此类患者肿瘤分级往往处于 G1 期，经肛门内镜微创手术（transanal endoscopic microsurgery，TEM）将肿瘤完整切除即可达到治疗效果。

笔记

023
直肠下段癌一例

病历摘要

患者一般情况：男性，82岁。主因"大便习惯改变3年，间断便血1月余"于2018年6月25日入院。

现病史：患者3年前出现大便性状改变，伴腹泻，每日数次，于外院行肠镜示"结肠息肉，直肠肿物"，病理检查示直肠"疑似癌变"，建议行手术治疗，因患者高龄且当时无明显症状，未行进一步治疗。自述经改善饮食结构腹泻症状好转，未就医。1个月前患者无明显诱因出现便血，为鲜血，便后多，伴有腹痛，遂就诊于我院，行肠镜检查示"结肠多发息肉，直肠肿物。距肛门2 cm直肠可见一隆起，大小约为 3 cm×4 cm，表面粗糙不平，病变累及管腔 1/2 周，边缘不清"，行病理检查示：直肠黏膜高级别绒毛管状腺瘤（黏膜内癌），病变浅表未明确浸润，不除外深部更严重病变。患者自发病以来，精神可，饮食可，小便可，大便见上述，体重无明显减轻。既往 9 年前因"直肠肿物"行"直肠肿物黏膜下切除"，术后病理报告为"直肠绒毛管状腺瘤"。

既往史： 无特殊。

查体： 腹部查体未见明确阳性体征。肛门指诊：膝胸位，进指 2 cm 处，9 点钟方向可触及直径约为 3 cm 的肿物，指套退出有鲜血。

实验室检查： ①血常规正常。②生化示低钠血症 Na^+ 131.9 mmol/L。③肿瘤标志物：CEA 11.92 ng/ml，TPSA 8.89 ng/ml，NSE 20.88 ng/ml。④便潜血（+）。

影像学检查

直肠核磁检查：直肠下段肠壁明显增厚，并可见不规则肿块，大小约为 2.9 cm×2.8 cm，远端距肛缘约 3.3 cm，肿块在 T_1WI 上呈等信号，在 T_2WI 上呈稍高信号，DWI 上肿块呈高信号，ADC 值减低，局部肠管明显变窄。未见直肠壁外血管侵犯，未见明显增大淋巴结。

诊断：直肠下段癌（$T_3N_0M_0$）。图 23-1 箭头所示为直肠壁增厚，癌变。

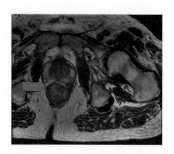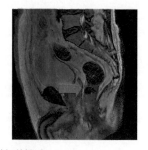

图 23-1　直肠核磁检查

腹、盆腔增强 CT：直肠远端管壁不规则增厚，最厚处约为

2.1 cm，管腔不规则狭窄，病变大部分位于耻骨直肠环以下，增强后明显强化，双侧盆壁见小淋巴结影，短径约为 0.4 cm，明显均匀强化。图 23-2 箭头所示为直肠壁增厚，癌变。

诊断：①直肠远端占位病变，直肠癌可能；双侧盆壁小淋巴结，请结合临床及相关检查明确；②前列腺钙化灶；③肝脏多发囊肿可能，建议复查；④双肾囊肿（Bosniak Ⅰ）。

胃肠镜检查（图 23-3）：于横结肠可见 0.5 cm × 0.5 cm 大小的广基息肉。息肉表面光滑完整，无糜烂，于横结肠息肉处活检 1 块，质地软，弹性好。于降结肠近脾曲可见 0.5 cm × 0.5 cm 大小的广基息肉。息肉表面光滑完整，无糜烂，于降结肠息肉处活检 1 块，质地软，弹性好。距肛门 2 cm 直肠可见一隆起，大小约为 3 cm × 4 cm，表面粗糙不平。病变累及管腔 1/2，边缘不清。于病变处活检 5 块，组织硬而脆，弹性差。

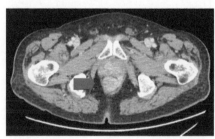
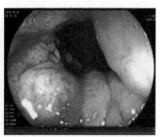

图 23-2　腹、盆腔 CT（平扫 + 增强）　　图 23-3　电子结肠镜检查

术前病理：①（直肠黏膜活检组织 5 块，针尖 - 粟粒大）结肠黏膜高级别绒毛管状腺瘤（黏膜内癌），局部间质轻度纤维化，病变浅表未见明确浸润，不除外深部更严重病变，请结合临床。②（横结肠黏膜活检组织 1 块，粟粒大）结肠黏膜低级别管状腺瘤。③（降结肠黏膜活检组织 1 块，粟粒大）结肠黏膜低级别管状腺瘤。

诊断：直肠恶性肿瘤（$cT_3N_0M_0$），结肠多发息肉，高血压 3 级，左侧听力障碍，前列腺钙化，双肾囊肿，肝多发囊肿，右下叶钙化灶。

📋 诊疗经过

术前检查准备情况：术前评估：直肠癌（$cT_3N_0M_0$），术前无新辅助放疗、化疗。

手术情况： 2018 年 7 月 4 日手术，腹腔镜下直肠癌根治术（Miles）。

手术简要过程

探查：肿瘤位于腹膜返折以下，腹膜返折以上未见直肠肿瘤，余结直肠未见异常。肝未见转移，腹、盆腔未见转移。

于骶骨岬水平切开乙状结肠内侧系膜，扩展肾前筋膜前间隙至肠系膜下动静脉根部，清扫 253 淋巴结，于血管根部根部塑料夹断闭肠系膜下动静脉（图 23-4）。

向盆腔方向游离直肠后壁至直肠末段肛提肌裂孔。切开腹膜返折，于精囊腺尾侧切开邓氏筋膜继续游离直肠前壁至直肠末段。游离直肠左右两侧，注意保护血管神经束，游离直肠至直肠末段（图 23-5）。于乙状结肠下段 Endo-GIA 断闭肠管。

肛门组：环肛门切开皮肤皮下及肛提肌，与经腹游离部分贯通，取出手术标本。创面冲洗止血后逐层缝合会阴部切口。

经腹组：取左下腹经腹直肌 3 cm 圆形切口，逐层切开进腹，将乙状结肠断端提出腹壁外，行乙状结肠单腔造口。

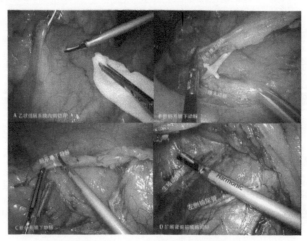

图 23-4　直肠癌手术中肠系膜下动静脉的游离过程

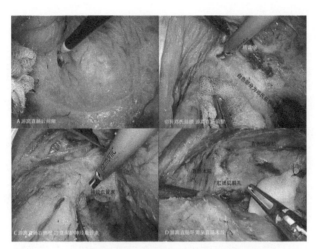

图 23-5　直肠癌手术直肠游离（腹膜返折以下部分）

术后病理分期： 直肠癌（$pT_3N_0M_0$，ⅡA 期）。

切除肛门、肛管及部分直肠（长为 23 cm，周径为 4.0 ～ 5.5 cm）。距近侧断端 16 cm，远侧断端 3.4 cm，齿状线 0.3 cm，直肠内见一略隆起型肿物（2.7 cm×2.6 cm×1.0 cm），环绕管壁 1/2。镜检：（直肠）结肠隆起型中分化腺癌。癌瘤侵透肌层至外膜，肿瘤紧邻齿状线。脉管内可见癌栓。两侧手术断端均未见癌残留。肠系膜淋巴结 11 枚均未见癌转移。免疫组织化学染色：D2-40、CD34 及 CD31 未见明确脉管内癌栓，CK（＋），Ki-67 指数（约 30%），P-53（－），Desmin 显示平滑肌，MSH2（＋）、MSH6（＋）、PMS2（＋）、MLH1（＋），结果提示错配修复蛋白功能无缺失。CerbB-2（2+）。特殊染色：EVG/EVG-HE 显示脉管内癌栓。

术后恢复情况： 患者术后第 8 天，出现呕吐症状，听诊肠鸣音未闻及，考虑肠动力不足，予以胃肠减压，杜密克通便治疗，同时新斯的明足三里穴位注射。效果欠佳。术后第 13 天，行肠梗阻导管置入术，负压持续吸引。患者症状逐步缓解，至术后第 22 天拔除肠梗阻导管，出院休养。

术后辅助治疗情况： xelox 方案。

病例分析

患者为老年男性，9 年前已发现结肠多发息肉，同时行直肠肿物黏膜下切除。但此后没有再行结肠镜复查。直到 3 年前出现大便习惯改变才再次复查结肠镜，病理以提示"可疑癌变"。在直肠癌手术中应遵循 TME 原则，已达到肿瘤 R0 切除。

术后病理提示为 ⅡA 期直肠癌，但存在脉管癌栓，故为 Ⅱ 期伴有高危因素患者，术后应给予辅助化疗。

术后患者出现肠梗阻表现，综合原因分析，有术后早期炎性肠梗阻可能，此时患者表现为以腹胀为主，没有腹膜炎表现。此时治疗以包括抗炎、抑酸等对症支持治疗为主。同时辅以胃肠减压，有条件的单位可以考虑小肠梗阻导管置入。

病例点评

1. 结肠镜检查发现结肠息肉，应尽可能切除。同时应每年做结肠镜检查，以防新发结肠息肉进而癌变；3 年前已经怀疑直肠肿物有癌变可能，如果患者身体状况不能接受根治性手术，经肛直肠肿物切除（TEM）手术亦可作为选择，同时配合术后密切随访。本例患者以上两点均未在诊疗过程中实施，导致最终疾病进展，是本次治疗过程中的遗憾。

2. 高龄患者伴随恶性肿瘤需手术治疗时，在评估是否可 R0 切除时，更重要的是围手术期对患者全身脏器功能评估，快速康复外科理念的应用，术后重要脏器的保护，以便使患者在外科治疗中最大程度获益。

024
溃疡性结肠炎伴癌变一例

病历摘要

患者一般情况: 女性,30岁。因"腹泻、便血1年余"于2016年11月29日入院。

现病史: 患者间断性腹泻、便血1年余,无腹痛,无呕血,无发热、盗汗、乏力。半年前行电子结肠镜检查,诊断为"溃疡性结肠炎,广泛结肠炎型活动期,溃疡性结肠炎相关异型增生,癌变待除外";病理结果提示:直肠送检组织上皮呈绒毛状增生,伴高级别上皮内瘤变(重度异型增生),间质可见较多淋巴浆细胞及嗜酸性粒细胞浸润。给予激素及柳氮磺胺吡啶长期口服治疗。一个月前患者再次

笔记

169

行电子结肠镜检查，提示：溃疡性结肠炎，全结肠型，缓解期。取活组织送病理检查，提示：回盲部结肠黏膜高级别上皮内瘤变，灶性不除外癌；直肠距肛门 10 cm 结肠黏膜慢性炎，隐窝结构紊乱，未见隐窝炎；直肠距肛门 3 cm 结肠黏膜慢性炎，部分高级别上皮内瘤变。建议患者手术治疗。现患者为求进一步诊治，就诊于我院，经门诊以"结肠早癌，溃疡性结肠炎"收入我科。

既往史：无特殊。

查体：腹部查体未见明确阳性体征。

实验室检查： RBC 3.05×10^{12}/L，HGB 92.0 g/L，HCT 30.7%，OB 阳性，TP 55.1 g/L，ALB 32.5 g/L，CA199 154.50 U/ml，Cyfra211 3.92 ng/ml。

影像学检查

盆腔 CT 显示（图 24-1）：直肠及乙状结肠管壁增厚，炎性病变可能，请结合临床肠镜检查；双侧附件区囊样病变，生理性囊肿可能，请复查。

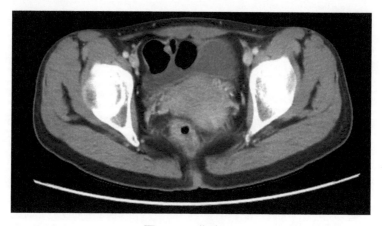

图 24-1　盆腔 CT

盆腔核磁显示（图 24-2）：①直肠 MRI 平扫及增强扫描未见确切异常；②双侧附件区囊性影，考虑卵泡；请结合临床。

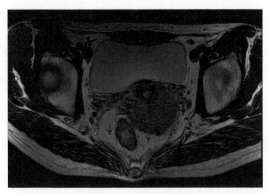

图 24-2　盆腔核磁

电子结肠镜：溃疡性结肠炎，全结肠型，缓解期。

术前病理：回盲部结肠黏膜高级别上皮内瘤变，灶性不除外癌；直肠距肛门 10 cm 结肠黏膜慢性炎，隐窝结构紊乱，未见隐窝炎；直肠距肛门 3 cm 结肠黏膜慢性炎，部分高级别上皮内瘤变。

诊断：升结肠癌（$cT_{is}N_0M_0$），溃疡性结肠炎，缺铁性贫血。

诊疗经过

术前检查准备情况

患者入院后完善相关检查，诊断为结肠早癌，溃疡性结肠炎，缺铁性贫血，完善术前检查，拟于全麻下行腹腔镜全结直肠切除 + ISR+ 回肠储袋肛管吻合 + 回肠双腔造口术。

手术方式：腹腔镜全结直肠切除 +ISR+ 回肠储袋肛管吻合 + 回肠双腔造口术。

术后病理结果：（全结直肠）切除之回肠末段（长为 6 cm，周径为 5 cm），盲肠及结肠（长为 41 cm，周径为 5 ～ 8 cm）。肠壁呈弥漫乳头状结构，距回肠断端 7 cm 结肠断端 37 cm 盲肠处见一隆起型肿物 1（系线）大小 4.0 cm×3.5 cm×1.5 cm。于升结肠见一隆起型肿物 2，大小 1.5 cm×1.0 cm×1.0 cm，距结肠断端 1.5 cm 处见另一处系线。附阑尾长 4.5 cm，直径 0.8 cm。镜检：盲肠及升结肠隆起型高 - 中分化腺癌。肿物 1 癌瘤侵透肌层至浆膜下层，肿物 2 侵及浅肌层。脉管见侵犯。其余黏膜多发性炎性息肉，多发性浅表溃疡，多发性低级别上皮内瘤变。两侧手术断端黏膜呈慢性炎。肠系膜淋巴结 126 枚未见癌转移，阑尾呈慢性炎。免疫组织化学染色：D2-40、CD34 及 CD31 未见明确脉管侵犯，CK 显示肿瘤出芽分级：G1，Ki-67 指数（约 30%），P53（＋），Desmin（显示断裂的肌层）；MSH2（＋）、MSH6（＋）、PMS2（＋）、MLH1（＋），结果提示错配修复蛋白功能无缺失。

术后恢复情况：恢复顺利，造口愈合不良，出院后 13 天再次入院处理造口，术后 2 个月因急性小肠梗阻入院，给予抗炎、补液、禁食水、胃肠减压等对症治疗后明显改善。

病例分析

本例患者为在溃疡性结肠炎基础上继发结肠恶性肿瘤，其手术原则和结肠癌及直肠癌相同，要遵循全结肠系膜切除（complete mesocolic excision，CME）及全直肠系膜切除（total mesorectal excision，TME）原则。

关于溃疡性结肠炎手术方式的选择，目前有三种主要手术方式：①全结肠直肠切除，回肠末端造口；②全结直肠切除，回肠（储袋）肛管吻合；③全结肠切除，回肠直肠吻合。每种手术方式都有其优劣和适应证，所以外科医生应该在实施手术前认真研究，以确保患者最大程度获益。

病例点评

　　本病例为溃疡性结肠炎合并结肠癌。目前炎性肠病和结肠炎相关结肠癌（colitisa ssociated cancer，CAC）的关联越来越被广泛认可，即当结肠组织在溃疡性慢性炎性反应条件持续刺激下，结肠上皮细胞可能发生癌变，最终导致 CAC 的发生。溃疡性结肠炎久治不愈极易发生癌变，故通常认为迁延不愈的 UC 是 CAC 的癌前病变，累计超过十年的结肠炎，其癌变率可高达 10%。目前有关 CAC 的具体发病机制尚未完全阐明，一般认为是炎性反应、免疫微环境，以及肠道菌群紊乱等多因素共同综合作用的结果。因此，存在炎性肠病患者，更应该重视结肠癌的筛查。

025
直肠中上段癌一例

病历摘要

患者一般情况： 男性，52 岁。主因"间断便血半月余"于 2018 年 6 月 28 日入院。

现病史： 患者半个月前无明显诱因出现暗红色血便，性状为便内带血，无腹痛腹胀，大便 3 ～ 4 次 / 日。未行特殊诊治。2018 年 6 月 26 日再次出现便血，遂行肠镜检查示，距齿状线 10 ～ 15 cm 有一个 5.0 cm×3.0 cm×0.5 cm 的深凹陷溃疡性病变。病理活检结果示"腺癌"。患者自发病来精神可，睡眠可，饮食可，小便如常，大便间断便血，体重无明显变化。

既往史：无。

查体：腹部查体未见明确阳性体征。肛门及外生殖器：肛诊：胸膝位，肛门周围皮肤无红肿、瘘道，进指约 7 cm，黏膜光滑，未触及肿物。退出指套后无血染。

实验室检查：血常规正常。生化：尿酸 418.2 μmol/L，总胆固醇 5.69 mmol/L，便常规＋潜血（病房）：潜血试验阳性，肿瘤标志物（男性）：神经元特异性烯醇化酶 20.64 ng/ml。

影像学检查

腹部 CT（图 25-1）：肠道未清洁，直乙交界处见节段性管壁不规则实性增厚，最厚处达 1.5 cm，范围约为 5.4 cm，病变处管腔明显狭窄，病变局部呈结节状突向浆膜层，系膜脂肪密度增高，见云雾状高密度影；增强后病变肠管动脉期实性强化，静脉期密度稍减低，病变肠管周围及上方可见迂曲小血管影及淋巴结影，较大者位于病灶上方直肠上动脉周围，簇状，短径 0.7 cm 左右，增强后呈较显著强化。腹部动静脉未经明确异常，管腔内未见异常密度影。

诊断：①直乙状交界处癌（$T_{4a}N_2M_0$）可能性大；病灶周围系膜肿瘤浸润不除外；②肝小囊肿可能大，建议随访观察；③前列腺增大。

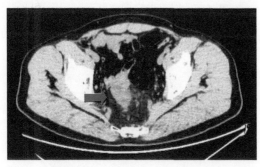

图 25-1　腹部 CT：箭头所示为直肠壁增厚，癌变

MRI（图 25-2）：直肠中上段肠壁明显增厚，以上段为著，

并可见不规则肿块，肠壁最厚处约为 2.0 cm，受累肠管长度约为 11.5 cm，距耻骨直肠环 7.9 cm；肿块在 T_1WI 上呈等或稍低信号，在 T_2WI 上呈稍高信号，DWI 上肿块呈高信号，ADC 呈低信号，增强扫描明显早期强化；局部肠管明显变窄，病变大部分位于腹膜反折以上，突破相应肠管浆膜面，周围肠系膜间隙变模糊，可见多发增大淋巴结，较大者短径约 0.8 cm；肿块前缘与膀胱后壁分界欠清。直肠周围可见少许片状 fsT_2WI 高信号。

诊断：直肠中上段占位，考虑直肠癌（T_4N_2 可能）。

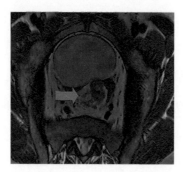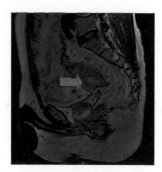

图 25-2　直肠核磁：箭头所示为直肠壁增厚，癌变

肠镜检查：电子结肠镜（图 25-3）：退镜距肛门 10～15 cm 直肠处见一巨大占位病变、病变中央凹陷、底覆污秽苔、周围呈不规则环堤状隆起、表面糜烂局部溃烂。

诊断：直肠癌。

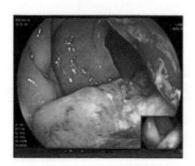

图 25-3　电子结肠镜检查

术前病理：直肠腺癌。

诊断：直肠癌（$cT_3N_0M_0$，ⅡA期）。

诊疗经过

术前检查准备情况：超声心动图正常，EF 0.65。肺功能：气道阻力正常，残总比正常。通气功能正常，MVV 实测值占预计值的147.0%。弥散功能正常。

手术情况： 腹腔镜下直肠癌根治术（Dixon，TSME）。

术后病理结果： 切除肠管一段（长为 14 cm，周径为 4.5～5.5 cm）。距一侧断端 3.0 cm，另一侧断端 6 cm，见一溃疡型肿物，大小为 3.5 cm×3.0 cm×0.5 cm，环绕管壁 2/3。镜检：（直肠）结肠溃疡型中分化腺癌。癌瘤侵透肌层至外膜下层，小灶侵透外膜弹力纤维。脉管内未见明确癌栓。两侧手术断端及另送（吻合口近端）、（吻合口远端）未见癌残留。肠系膜淋巴结 14 枚未见癌转移。另送（253 组）淋巴结 2 枚，未见癌转移。免疫组织化学染色：D2-40、CD34 及 CD31 未见明确脉管内癌栓，CK（+），Ki-67 指数（约 60%），P53（部分 +），Desmin 显示平滑肌，MSH2（+）、MSH6（+）、PMS2（+）、MLH1（+），结果提示错配修复蛋白功能无缺失。CerbB-2（-）。特殊染色：EVG/EVG-HE 显示弹力纤维。

最终诊断： 直肠癌（$pT_3N_0M_0$，ⅡA期）。

术后恢复： 术后恢复顺利，于术后第 6 天出院，3 个月后门诊评估是否行造口还纳术。

病例分析

本例患者直肠肿瘤位置在直肠上段，故诊断为直肠上段癌。因直肠上段癌从解剖及肿瘤学特性上更加和结肠癌相似，故其手术原则上应类似于结肠癌手术，即要行全结肠系膜切除，肿瘤近端应距肿瘤最少 10 cm，远端断端 5 cm 即可，以达到根治切除。此处和处理低位直肠癌有所不同。对于中低位直肠癌应该遵循全直肠系膜切除原则。

本例患者为中年男性，在治疗全过程中，在不违反肿瘤学治疗原则的同时，应用快速康复外科理念于临床诊疗工作中，如腔镜外科的应用，可以使患者有最大的获益。

病例点评

本直肠癌病例属于临床常见及较标准病例。在 NCCN 指南中，已经将直肠癌和结肠癌分开编写，故此认为以往的"大肠癌"概念已不能笼统的涵盖这两种疾病，因该分开讨论。

目前在直肠癌及乙状结肠癌手术离断血管位置上尚有不同意见，即是否保留左结肠动脉。保留左结肠动脉可以保证吻合后肠管更好的血运，但从肠系膜下动脉根部离断血管时，很多国内专家也给予推荐。笔者认为，原则是要保证系膜血管根部淋巴结清扫的前提下，尽量保留左结肠动脉。但具体情况还应依赖术中情况和术者水平。

026
乙状结肠癌一例

📋 病历摘要

患者一般情况：女性，80 岁。主因"排便习惯及大便性状改变 1 月余"于 2018 年 6 月 4 日入院。

现病史：患者 1 月余前开始出现排便习惯及大便性状改变，大便不成形，有黏液，伴大便次数增多，5 余次/天，偶有少量暗红色血便，有排便不净感，无腹泻，无恶心、呕吐，无腹胀、腹痛，无发热，无乏力，到我院门诊就诊，行腹、盆腔增强 CT（2018 年 4 月 24 日）：①直肠上段及乙状结肠壁增厚，伴周围小淋巴结；②肝内多发囊肿；③胰头囊性病灶；④双肾囊肿；⑤左侧肾上腺饱满；⑥十二指肠降

179

段憩室可能。行结肠镜检查（2018 年 5 月 3 日）：结肠多发息肉（山田 I 型），距肛门 18 ～ 23 cm 可见环管周新生肿物，表面溃疡形成，覆白苔，病理活检结果示腺癌，直肠息肉。现患者每日排便次数较前减少，为行手术治疗入我院。目前患者精神一般，睡眠尚可，饮食可，小便正常，近 1 个月体重减轻 5 kg。

既往史：高血脂病史 20 余年，口服瑞舒伐他汀 1# qn，未规律吃药，未监测血脂。高血压病史 10 余年，收缩压最高至 160 mmHg，口服再宁平 1# qd，血压控制理想。无心脏病史，无糖尿病、脑血管病、精神疾病史。肠结核病史 50 余年，甲肝病史 50 余年，肺间质性病变 1 年，未正规治疗。无疟疾史。60 余年前行宫外孕手术，30 余年前行阑尾炎切除术，2 年前行腰椎钢板置入术。术后均恢复良好。无外伤、输血史，对"止疼药、复方新诺明、阿托品、苯巴比妥"过敏，无食物过敏史，预防接种史不详。其他系统回顾无特殊。

查体：全身浅表淋巴结未触及肿大，腹平坦，于右下腹部、中下部腹各见一陈旧手术瘢痕，与患者既往手术史相符合，未见胃肠型及蠕动波，无腹壁静脉曲张，腹软，无压痛、反跳痛及肌紧张，未触及包块，无液波震颤与振水声，肝脾肋下未触及，胆囊未触及，Murphy's 征阴性，叩诊呈鼓音，无肝肾区叩痛，无移动性浊音，肠鸣音 4 次 / 分，无气过水声及血管杂音。肛诊：进指 7 cm 未触及明显肿瘤，退指后指套未染血。

实验室检查：便常规＋潜血：OB 阳性，流式尿沉渣全自动分析＋尿干化学：BLD+，肿瘤标志物（女性）：CA724 8.27 U/ml。

影像学检查

腹盆腔 CT（图 26-1）：①直肠上段及乙状结肠局部管壁增厚，伴周围小淋巴结，肿瘤不除外，请结合临床，建议肠镜进一步检查明确；②肝内多发囊肿可能，建议随访观察除外其他；③胰头囊性病灶，IPMN? 请结合临床复查；④双肾囊肿；⑤左侧肾上腺饱满，请结合临床；⑥十二指肠降段憩室可能。

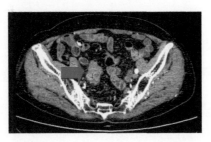

图 26-1　腹盆腔 CT：箭头所示为直肠壁增厚，癌变

结肠镜检查：结肠镜检查（2018 年 5 月 3 日我院）：结肠多发息肉（山田Ⅰ型），距肛门 18 ～ 23 cm 可见环管周新生肿物，表面溃疡形成，覆白苔，取病理结果回报腺癌。

术前病理：①（乙状结肠黏膜活检组织 5 块，粟粒大）纤维结缔组织内见腺癌浸润。②（升结肠黏膜活检组织 1 块，粟粒大）结肠黏膜低级别管状腺瘤。

诊断：乙状结肠癌（$cT_3N_1M_0$，ⅢB 期），直肠息肉，结肠多发息肉，胆囊息肉，双肺气肿，双肺结节，肝多发囊肿，胰头囊肿，双肾囊肿，高血压病 2 级（中危），严重骨质疏松，肺间质性病变，高脂血症，阑尾切除术后，宫外孕术后，腰椎钢板置入术后。

📋 诊疗经过

术前检查准备情况：术前评估超声心动图正常，EF：0.62；脑血流图：脑动脉硬化，颈部动脉硬化；肺功能：弥散功能减低。通气功能正常，MVV 实测值占预计值的 89.1%。气道阻力增加，残总比增加；双下肢深静脉血流通畅；心电图：轻度左心电轴偏转。

临床分期：乙状结肠癌（$cT_3N_1M_0$，ⅢB期）。

手术情况：腹腔镜乙状结肠癌根治术。

简要手术过程

探查：右下腹因阑尾术后轻度粘连，乙状结肠下段可见直径约 4 cm 质硬肿物，肠系膜未见明显肿大淋巴结。余结直肠未见明显异常。肝未见转移，腹盆腔未见转移。

于骶骨岬水平切开乙状结肠内侧系膜，扩展肾前筋膜前间隙至肠系膜下动静脉根部，清扫 253 淋巴结，于血管根部根部塑料夹断闭肠系膜下动静脉（图 26-2）。

向盆腔方向游离乙状结肠及部分直肠后壁肿瘤远端 6 cm。于肿瘤远端 5 cm 肠管瘦身，Endo-GIA 断闭肠管，取下腹正中切口 5 cm 逐层切开进腹，将乙状结肠提出腹外，于肿瘤近端 10 cm 肠管瘦身切断肠管。近断端放入 29 mm 吻合器头，断端荷包缝合收紧结扎并吻合。将肠管放回腹腔。重建气腹，肛门穿入吻合器柄，自直肠断端穿出，与乙状结肠吻合器头对合击发，行端端吻合术（图 26-3）。

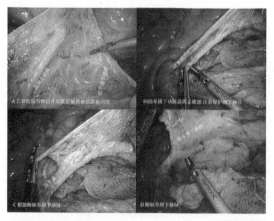

图 26-2　乙状结肠癌手术肠系膜下动静脉血管游离过程

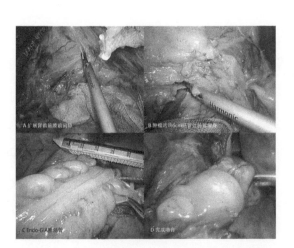

图 26-3　乙状结肠癌手术肠管瘦身及吻合过程

术后病理结果：（乙状结肠）结肠一段（长 12 cm，周径 4 cm），距一侧断端 4.5 cm，另一侧断端 6 cm，见一溃疡型肿物（3 cm×3 cm×0.3 cm），环绕管壁 2/3。镜检：结肠溃疡型中分化腺癌。癌瘤侵透肌层至浆膜下层。脉管见侵犯。两侧手术断端及另送吻合口近端、远端均未见癌残留。肠系膜淋巴结 1/16 枚见癌转移。另送（肠系膜下血管根部）淋巴结 1 枚未见癌转移。免疫组织化学染色：D2-40 示淋巴管，CD34 及 CD31 示血管见侵犯，CK 显示肿瘤出芽分级：G1，Ki-67 指数（约 70%），P53（+），Desmin（显示断裂的肌层）、Her-2（1+）；MSH2（+）、MSH6（+）、PMS2（+）、MLH1（+），结果提示错配修复蛋白功能无缺失。EVG 及 EVG+HE（-）。病理分期：（$pT_3N_1M_0$，ⅢB 期）。

术后恢复情况：术后恢复顺利，未发生并发症。

术后辅助治疗情况：依患者及家属意见，未行辅助化疗。

病例分析

本例患者临床表现较典型，同时行结肠镜检查及时，故使疾病得以及时诊断并确定诊疗方案。

本例患者术前诊断乙状结肠癌明确，应行手术治疗。但患者高龄，伴随基础疾病较多，所以在术前明确肿瘤分期之外，对患者全身状况的评估显得尤为重要，同时，应和患者及家属充分沟通，讲解各种治疗方式的利弊。以求患者在医疗行为的帮助下最大程度获益。

病例点评

手术方面，腹腔镜行乙状结肠癌根治手术已经得到认可，同时技术上也不存在重大问题，故有条件的医疗机构可以行腹腔镜乙状结肠癌手术。

其手术原则，无论开腹手术还是腹腔镜手术，皆应该遵循全结肠系膜切除的原则。同时目前对肠系膜下血管是否应行高位结扎，还有不同意见。但原则是应行肠系膜下动脉根部的淋巴结清扫，是否结扎离断血管，要根据患者具体情况而定。

027

直肠癌根治术后吻合口出血一例

📋 病历摘要

患者一般情况： 男性，68岁，主因"腹胀伴便血4个月，发现直肠占位约1个月"入院。

现病史： 患者4个月前无明显诱因出现腹胀伴便中带血，为鲜血，量少，不伴里急后重、排便习惯改变，无发热，无恶心、呕吐，无腹痛、柏油样大便等，自行按"痔疮"治疗后，便血症状缓解。约1个月前无明显诱因再次出现便中带血块，余症状同前。行结肠镜（2018年4月11日）示：直肠占位伴出血，结肠多发息肉（山田Ⅰ型～Ⅲ型）。病理示：（直肠）腺癌。（结肠）管状腺瘤。门诊以"直肠恶性肿瘤"收入院。

既往史：患者无高血压、糖尿病、冠心病，50年前曾确诊"肺结核"，已治愈，无手术输血史。

查体：腹部查体未见明确阳性体征。肛诊：膝胸位，进指 7.5 cm，9 点钟方向可触及一肿物，上缘未及，质韧，形态不规则，表面粗糙，活动度差，退指指套见少量血痂。

实验室检查：ALB 41.3 g/L，AFP 3.52 ng/ml，CEA 1.00 ng/ml，CA199 12.10 U/ml，CA 125 5.20 U/ml，CA724 1.48 U/ml。

影像学检查

CT（腹盆腔平扫＋增强）（图 27-1）：直肠中上段可见限制性管壁增厚，管腔狭窄，增强后明显强化，病变长约 2.3 cm，病变下缘距耻骨直肠环约 4.4 cm，距肛缘约 8.7 cm。病变旁小静脉迂曲增粗。盆腔内及双侧腹股沟区可见多发小淋巴结。

诊断：直肠中上段癌（$cT_{4a}N_0M_0$）。

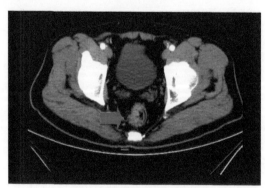

图 27-1　CT（腹盆腔平扫＋增强）：箭头所示为直肠壁增厚，癌变

盆腔 MRI（平扫＋增强）（图 27-2）：直肠中上段肠壁明显增厚，并可见不规则肿块，肠壁最厚处约 2.7 cm，受累肠管长度约 2.3 cm，局部浆膜面毛糙，见小结节样凸起；病变远端距肛缘约 7.5 cm。病变位于腹膜反折以上，直肠系膜内及双侧髂内静脉旁未见

肿大淋巴结。

影像学诊断：直肠癌（$T_{4a}N_0M_x$），EMVI（＋）。

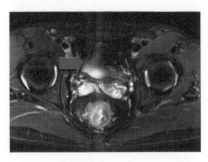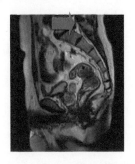

图 27-2 盆腔 MR（平扫＋增强）：箭头所示为直肠壁增厚，癌变

电子结肠镜检查提示（图 27-3）：进镜 10 cm 可见不规则隆起，边界不清，大小约为 3.0 cm×3.0 cm，伴出血。距肛门 10～17 cm 可见一菜花样隆起，表面多处不规则溃疡形成，表覆污垢苔，病变累及 2/3 周。

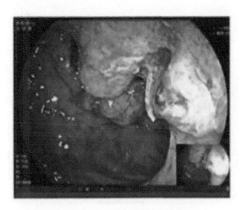

图 27-3 电子结肠镜检查

术前病理：（直肠）腺癌。

主要诊断：直肠恶性肿瘤（$cT_{4a}N_0M_0$，ⅡB 期）。

📋 诊疗经过

患者入院后完善术前检查，排除手术禁忌征。术者医师已看过

患者及病情资料，认为直肠恶性肿瘤（$cT_{4a}N_0M_0$，ⅡB期）诊断明确，因患者为外地患者，无法长期在京接受术前新辅助放疗、化疗，拟在全麻下行腹腔镜直肠癌根治术（Dixon）。

手术情况： 手术方式：腹腔镜下直肠癌根治术（Dixon）＋回肠双腔造瘘。术中探查：直肠中段腹膜反折处可见直径约 3 cm 质硬肿物，侵犯浆膜，肠系膜未见肿大淋巴结。余结、直肠未见异常。探查腹腔、盆腔、肝脏未见转移结节。手术过程顺利，盆腔放硅胶引流管一根。

术后病理结果： 切除直肠管一段（长为 11 cm，周径为 4 cm），距一侧断端 4 cm 另一侧断端 6 cm 见一溃疡型肿物（4 cm×2.5 cm×1.5 cm），环绕管壁 1/2，肿物周围灶性肠壁缺损（3 cm×1.5 cm×0.5 cm）。镜检：（直肠）溃疡型中分化腺癌，肠系膜淋巴结 2/16 枚见癌转移。直肠恶性肿瘤（$T_{4a}N_{1b}M_0$，ⅢB期）。

术后恢复情况

术后第 1 天晨，患者造口引流出暗红色液体，无明显腹痛、腹胀，考虑"吻合口出血"，给予患者巴曲亭止血治疗。继续禁食水、抑酸、营养支持、抗感染等治疗。至当日中午造瘘袋引流出约 500 ml 暗红色液体伴血块，血压 99/59 mmHg，心率 110 次/分，脉氧 99%，体温 37.2℃。造瘘口肠壁未见活动性出血，远端肠管可见血性液体溢出，肛门指诊检查，可见血块。

吻合口出血治疗情况

患者考虑吻合口出血，给予肾上腺素盐水冲洗抽出暗红色血性液体伴血块约 100 ml，急查血常规 HGB 86 g/L，予以巴曲亭、垂体后叶注射液止血治疗，补液扩容，输血。行肠镜示：进镜至直肠，可见大量血凝块充满肠腔影响观察（图 27-4），反复冰盐水吸洗肠腔，暴露吻合口，可见吻合口距肛门约 4 cm，未见明显出血，可见 2 处可疑血管断端，予钛夹夹闭，清水冲洗未见出血。诊断：直肠吻合口出血，内镜下止血术。术后复查血常规 HGB 90 g/L。

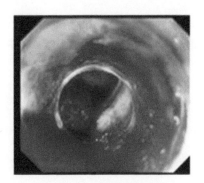

图 27-4　肠腔见积血

其后患者恢复顺利，继续给予营养支持、抑酸、生长抑素、抗生素、化痰等治疗，未再发现腹腔内出血征象（图 27-5、图 27-6），术后一周流食逐渐过渡，于术后第 15 天出院。

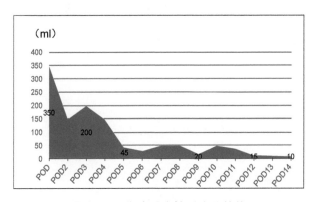

图 27-5　盆腔引流管引流量趋势

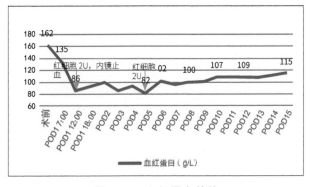

图 27-6　血红蛋白趋势

📋 病例分析

本例为直肠癌根治术后出现了吻合口出血并发症，通过积极治疗后好转。

吻合口术后出血在临床工作中并不常见，但是一种严重并发症。因肠腔空间较大，所以短期内可造成大量失血，特别需要临床医生的重视。

特别是在各种吻合器在结直肠外科广泛应用后，术后吻合口出血比例有所增加。综合目前文献，吻合口出血可能原因有：①吻合器型号过大；②吻合口处组织较厚；③吻合口周围的大血管、肠管系膜缘的血管未予以缝扎；④吻合器未能一次击发到底；⑤组织血管塑形时间不够；⑥进行吻合口浆肌层加固时缝合过深刺破血管。所以在手术中应该更加注意精细操作。

📋 病例点评

术后吻合口出血是临床中少见但较为严重的并发症。预防关键还在术中的精细操作。

当出现术后吻合口出血时，应首先积极保守治疗，包括给予止血药物，维持血流动力学稳定及重要脏器功能，必要时行输血治疗，多数患者可以治愈，但要密切观察患者病情变化。如保守治疗无效，应果断行内镜下止血治疗，必要时要行二次手术治疗。

内镜止血时一定要动作轻柔，同时止血后严密观察患者腹部变化，警惕有吻合口漏的出现。

028

结直肠双发癌一例

病历摘要

患者一般情况：女性，78 岁。主因"腹泻伴下腹不适 2 年余，血便 3 月余"于 2018 年 2 月 22 日入院。

现病史：患者 2 年前开始出现腹泻，大便次数 6 ~ 7 次 / 天，不成形，伴肛门坠胀感，伴下腹部不适，无发热，无恶心呕吐，无血便，无里急后重感，未予以系统诊治。3 个月前患者无明显诱因出现血便，为红色液体，内含血块及黏膜状物体，腹泻症状较之前轻，大便成形，大便较前变细、变形，其余同前。于我院行肠镜、胃镜及病理检查，肠镜：于回盲部近阑尾开口处可见息肉，大小为 0.5 ~ 1.5 cm，；距肛门 10 cm 直肠见一个约 5 cm 的菜花样隆起，表面伴有糜烂、渗血，边界清，病变累及管腔 2/3，病理示回盲部肿瘤为高级别管状腺瘤，直肠腺癌。

既往史： "胫骨"手术 30 年，高血压 20 余年，血压最高 170/70 mmHg，口服降压药控制良好；肾结石切开取出术后 17 年；慢性肾功能不全 10 余年，病理示 IgM 肾病，口服百令胶囊等药物控制，可将肌酐控制于 200 μmol/L 以下。类风湿性关节炎 10 余年，继发干燥综合征 10 余年，未口服药物治疗。

查体： 腹部查体未见明确阳性体征。肛诊：膝胸位，肛周皮肤可见色素沉着，肛门口无外痔，肛门括约肌紧张度可，进指约 7 cm，未触及明显肿块，退出后指套未见血染。

实验室检查

血常规：HGB 86 g/L，HCT 25.6%，NBC 5.18×10⁹/L，LY% 57.8%，PLT 244×10⁹/L。

便常规＋潜血：潜血试验弱阳性。

生化 C11+ 肝功全套：清蛋白：27.7 g/L，尿素氮：13.02 mmol/L，肌酐：201.4 μmol/L，尿酸：522.0 μmol/L。

肿瘤标志物：糖原蛋白 125 37.40 U/ml，神经元特异性烯醇化酶 27.26 ng/ml，鳞状上皮细胞癌相关抗原 3.38 ng/ml，癌胚抗原 2.28 ng/ml，CA199 30.30 U/ml。

影像学检查

腹部 CT 平扫提示（图 28-1）：①直肠上段壁似见不规则增厚，管腔局部狭窄，直肠内较多粪块淤滞，观察欠清，建议患者肠道清洁后 CT 增强扫描进一步观察；②十二指肠降部与水平部交界处肠壁增厚，病变节段肠管外缘毛糙，邻近肠系膜密度增高并多发小淋巴结，炎性病变？其他？请结合临床随访观察。

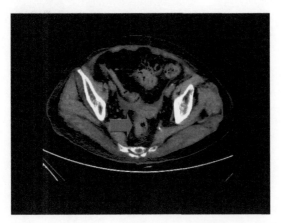

图 28-1　腹盆腔 CT：箭头所示为直肠壁增厚，癌变

PET-CT：①直肠上段管壁增厚，浆膜面略毛糙，周围脂肪间隙密度稍高，FDG 代谢增高，考虑恶性病变（直肠癌）；②病灶周围系膜区、腹腔内、腹膜后及双侧髂血管走形区、双侧盆壁内侧多发小淋巴结，未见 FDG 代谢异常，建议动态观察；③枢椎齿突 FDG 代谢增高，同机 CT 局部骨形态欠规则，考虑骨转移不除外，建议动态观察或必要时进一步全身骨扫描检查。

全身骨显像：①枢椎齿突骨质毛糙，未见异常骨代谢灶，考虑良性病变（退行性改变），建议动态观察；②腰 5 椎体两侧缘、右膝关节骨代谢增高，考虑退行性改变；③余部诸骨未见明显成骨性骨转移灶。

电子结肠镜提示（图 28-2）：盲肠近阑尾开口处可见 3 个呈簇息肉，大小为 0.5 ～ 1.5 cm，表面光滑；距肛门 10 cm 直肠可见约 5 cm 的菜花样隆起，表面伴糜烂，渗血，累及肠腔 2/3，内镜尚能通过。

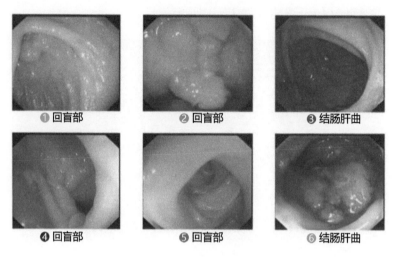

① 回盲部　② 回盲部　③ 结肠肝曲

④ 回盲部　⑤ 回盲部　⑥ 结肠肝曲

图 28-2　电子结肠镜

术前病理：管状腺瘤。

诊断：直肠癌，回盲部早癌。

诊疗经过

术前检查准备情况

术前完善 CT，PET-CT，电子肠镜，活检病理，明确诊断，确定肿瘤局部分期，排除远处转移。术前分期 $cT_3N_0M_0$ 完善心肺功能评估，评估患者全身状况，排除手术禁忌。

手术情况

术式：腹腔镜直肠癌根治术（Dixon）＋回盲部切除＋回肠双腔造口术。

手术记录：腹腔镜探查，腹腔内未见腹水，肝未见肿物，脾未见肿物；胃、小肠未见异常。病变位于腹膜返折处，大小约 5 cm，侵及浆膜。余结、直肠未见明确占位性病变。

摇体位至头低足高，暴露盆腔。超声刀操作：提起乙状结肠，于结肠系膜根部游离肠系膜下动脉及其分支（左结肠动脉，乙状结肠动脉，直肠上动脉），分离出直肠上血管并以塑料夹于其根部闭合切断，断端无渗血，保留左结肠血管。距肿瘤远端约 5 cm 以 Endo-GIA 夹闭切断直肠远段肠管。常规行直肠 – 乙状结肠端端吻合。

游离盲肠，距回盲部远近端 5 cm 切断肠管，常规行回肠 – 升结肠端侧吻合。右下腹行末端回肠双腔造瘘术。盆腔放引流管 1 根，1# 可吸收线缝合腹壁各切口。

术后病理结果，病理分期

（直肠）肠管一段（长为 14.5 cm，周径为 3.5 cm），距肛侧断端 3 cm，口侧 8.5 cm 见一隆起型肿物（4 cm×3 cm×1 cm），环绕管壁 1/2。镜检：直肠隆起型中分化腺癌。癌瘤侵透肌层至浆膜下脂肪组织。脉管见侵犯。两侧手术断端未见癌残留。肠系膜淋巴结 10 枚未见癌转移（仔细查找）。免疫组织化学染色：D2-40、CD34 及 CD31 示脉管，CK 显示肿瘤出芽分级：G1，Ki-67 指数（约 50%），P53（+），Desmin（显示断裂的肌层）、Her-2（1+）；MSH2（+）、MSH6（+）、PMS2（+）、MLH1（+），结果提示错配修复蛋白功能无缺失。盲肠部分高级别绒毛管状腺瘤，部分癌变。

术后病理分期：直肠癌 $pT_3N_0M_0$，回盲部癌（$pT_{is}N_0M_0$）。

术后恢复情况

患者术后恢复良好，术前合并慢性肾功能不全，术后积极维持水电解质平衡。术后第 1 天下地活动，第 2 天造口排气排便，第 5 天拔除盆腔引流，术后第 7 天出院。

术后辅助治疗情况

因患者慢性肾功能不全，未行术后辅助化疗，术后 3 个月顺利行小肠造口还纳。

病例分析

患者主因便血入院，入院完善相关检验检查，术前完整诊断结直肠双发癌是关键，容易漏诊。

此患者最终诊断为多原发肠癌，其诊断标准为：①每个肿瘤均经病理诊断为恶性；②每个肿瘤具有独特的病理形态及特点；③必须排除转移或复发肿瘤。根据各原发肿瘤诊断时间上的差异，同时诊断或间隔时间≤6个月者称为同时性多原发癌，诊断间隔时间＞6个月者称为异时性多原发癌。肿瘤均发生于结直肠内的多原发癌称为多原发结直肠癌，同样也可分为同时性结直肠癌和异时性结直肠癌。对于肿瘤位于结肠远端且较大者，致使结肠镜无法探查近端结肠具体情况者，应仔细行影像学检查，同时术中仔细探查。仍未发现肿瘤患者，在远端肿瘤切除术后半年应再次复查结肠镜，以排除近端结肠病变。

病例点评

患者术前诊断是关键，回盲部息肉诊断易漏诊，术前影像检查不易发现。完善电子胃肠镜，活检病理使诊断全面、明确。

患者结直肠双发病灶，手术选择两处病灶同期切除，彻底解除便血症状；选择预防性小肠造口，有效预防术后直肠吻合口漏风险。

029
小肠间质瘤一例

病历摘要

患者一般情况：女性，54岁。主因"间断黑便6年，加重半年"
入院。

现病史：患者6年前因"膝关节疼痛"一次性口服"6种止痛药
各1片"后出现间断解不成形黑便，约1次/日，伴乏力、心慌、出汗，
晕厥1次，患者当时不伴有发热、恶心、呕吐，无腹胀、腹痛、腹泻
等表现，就诊于当地医院行胃镜、腹部超声检查均未见异常。化验
血红蛋白最低达：58 g/L，考虑为上消化道出血，给予对症输血、止血、
抑酸等治疗，患者贫血逐渐改善，大便转黄出院。半年前患者再次因

197

"膝关节痛"持续口服"止痛药（具体不详）"1周后患者再次出现黑便1次，粪便成形，具体量不详，伴心慌、出汗、晕厥1次。再次就诊于当地医院，化验血红蛋白最低达57.2 g/L，考虑为消化道出血，给予对症止血、抑酸等治疗，行胃镜检查提示：慢性非萎缩性胃炎。结肠镜检查未见异常。后患者贫血逐渐改善，此后未再出现黑便，1周前患者为求诊治来我院，门诊行小肠CT重建提示：左下腹小肠肠壁局限性增厚，富血供，小肠癌？神经内分泌肿瘤？以"黑便原因待查，小肠癌？神经内分泌肿瘤？"收入我科。患者自发病以来精神、饮食、睡眠好，小便正常，大便如上述，体重较前无明显变化。

既往史： 2015年因混合痔于当地医院行手术治疗（具体术式不详），术后恢复好。

查体： 腹部查体未见明确阳性体征。

实验室检查： 白蛋白39 g/L，CA199 41.50 U/ml。余检查未见异常。

影像学检查

腹部CT提示（图29-1）：左下腹第5组小肠肠壁局限性增厚，部分呈结节状突向腔内，增强扫描动脉期明显强化，病变长度约为3.6 cm，病变上游肠管无明显扩张，病变周围脂肪间隙清，未见淋巴结肿大及脂肪浸润改变，余小肠及结肠肠壁未见增厚，腔内未见明显异常密度灶。

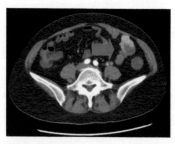

图 29-1　腹部 CT：箭头所示为小肠壁增厚，占位病变

小肠镜检查（图 29-2）：小肠镜提示，经肛进镜至回肠中段，进镜困难，退镜观察肠黏膜光滑，未见明显异常。

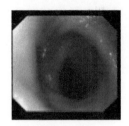 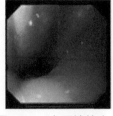 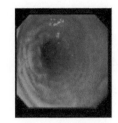

图 29-2   小肠镜检查

诊疗经过

术前病理：无。

主要诊断：黑便原因待查，小肠癌？神经内分泌肿瘤？慢性非萎缩性胃炎，脂肪肝，子宫多发肌瘤，混合痔术后。

手术情况

术式：腹腔镜探查，小肠肿物切除术。

腹腔镜探查：探查小肠全段，见距屈氏韧带 170 cm 可见一个 3 cm×3 cm×2 cm 的大小肿物，界清，包膜完整，向肠腔外生长（图 29-3）。常规行小肠部分切除（切缘距肿瘤 2 cm，未行淋巴结清扫，侧 – 侧吻合）。

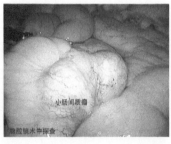

图 29-3   腹部 CT：箭头所示为小肠壁增厚，占位病变

术后病理结果、病理分期：小肠一段，长为 4 cm，周径为

5 cm，黏膜下见一结节，4 cm×3.5 cm×2.7 cm，切面灰白，部分区域呈囊性，内含凝血样物，未突破浆膜。镜检：（小肠肿物）梭形细胞肿瘤，核分裂象＜5/50 HPF；结合形态及免疫组化染色结果，病变符合低级别胃肠间质瘤，根据《中国胃肠道间质瘤病理共识意见》归为低度危险性肿瘤。免疫组化：CD117（＋）、CD34（－）、DOG1（＋）、Desmin（－）、Actin（±）、S-100（－）、CK（－）、Ki-67（约5%＋）。未行基因检测。

术后恢复情况：术后第2天排气，第3天进流食，第4天出院。

病例分析

本病例术前腹部 CT 发现病变，于腹腔镜探查明确病变并行切除的治疗方案是正确的。同时，笔者推荐针对此类患者手术时应首选腹腔镜探查，以便全面了解病变情况，以决定治疗策略。

此类患者诊疗中的关键问题是不要遗漏病变。有小肠镜检查的单位，笔者建议分别从口侧及肛侧行小肠镜检查，尽量完成"会师"；如不能完成"会师"患者应在肠腔内留置钛夹作为标记，手术中对两个标记钛夹间肠管仔细探查，避免遗漏病变。

病例点评

胃肠道间质瘤是起源于胃肠道间叶组织的一种罕见肿瘤，在所有胃肠道癌症中的比例不到3%，我国每年新发病例约为20 000例，多发于中老年患者，男女发病率无明显差异。

胃肠间质瘤可发生在消化道的任何部位，以原发于胃的多见，其次为小肠、食管和结直肠。胃肠道间质瘤是一种具有恶性倾向的肿瘤，同样具备转移、易复发、易耐药等不良特征。所以需要及时进行正规治疗，即以手术为主的综合治疗。胃肠道间质瘤的后续治疗，目前也有很多进展，如继伊马替尼治疗失败后应用舒尼替尼等。

030
直肠癌根治术后吻合口漏一例

病历摘要

患者一般情况：男性，55 岁。主因"腹痛伴里急后重、间断便血 3 月余"入院。

现病史：患者 3 个月前无明显诱因出现腹痛，无腹泻，无恶心、呕吐。伴有里急后重，并间断出现肉眼血便，为暗红色血块，不伴有心悸、苍白、大汗，未去医院正规治疗。后上述症状加重，就诊当地医院行电子肠镜示：距离肛缘 12 cm 可见一隆起凹陷性病变，表面伴溃疡形成，考虑直肠癌。就诊于我院门诊，为求进一步诊治收入我科。

201

既往史：磺胺类药物过敏。

查体：腹部查体未见明确阳性体征。

实验室检查：AFP 4.03 ng/ml，CEA 4.61 ng/ml，CA199 13.1 U/ml，CA 125 6.5 U/ml，CA724 2.43 U/ml。

影像学检查

腹盆腔 CT 提示（图 30-1）：直、乙交界处肠壁增厚，考虑：直、乙交界处恶性病变可能。

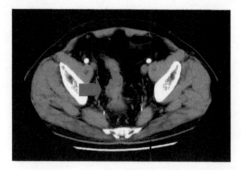

图 30-1 腹盆腔 CT：箭头所示为直肠壁增厚，癌变

核磁重建提示（图 30-2）：直、乙结肠交界处管壁增厚，考虑：直、乙结肠交界处管壁增厚，考虑恶性肿瘤可能（T_{4a}），周围多发小淋巴结，转移不除外。

诊断：直肠恶性肿瘤（$cT_{4a}N_1M_0$）。

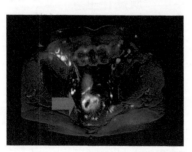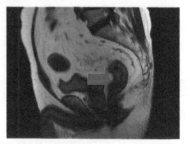

图 30-2 盆腔 MR 平扫 + 增强：箭头所示为直肠壁增厚，癌变

诊疗经过

术前检查准备情况： 入院后积极完善相关术前检查及准备，未见明显手术禁忌。术者医师已看过患者及病情资料，认为直肠恶性肿瘤（$cT_{4a}N_1M_0$）诊断明确，有手术指征，拟静脉全麻下腹腔镜辅助直肠癌根治术。

手术情况： 患者于2018年6月19日在全麻下行腹腔镜辅助直肠癌根治术。术中探查：直肠上段见一肿瘤，突破浆膜，大小约为4 cm×3 cm，肿物位于腹膜返折上5 cm。腹腔内未见腹水，肝脏未见肿物。脾未见肿物；胃、小肠未见异常。余结、直肠未见异常。手术过程顺利，吻合口前、后各放硅胶引流管1根，肛管留置引流管1根，术后静脉镇痛。

术后病理结果： 直肠癌（$pT_3N_{1a}M_0$，ⅢB期）。溃疡型肿物（3 cm×3 cm×1 cm），环绕管壁2/3。镜检：直肠溃疡型中分化腺癌。癌瘤侵透肌层至浆膜下层。肠系膜淋巴结1/14枚见癌转移。

术后恢复情况

术后第1周，患者未诉明显不适。未排气、排便。吻合口前血性引流液20～50 ml，吻合口后血性引流液110～280 ml，人工肛门引流0 ml。查体：生命体征正常，引流管口可见少量血性渗出。腹腔引流管通畅。

术后第8天，晨诉肛门部肌肉疼痛，下腹部剧烈疼痛，体温升高至38℃，下腹部腹膜刺激征明显，检查CT示：腹腔积气、积液明显。血象升高，目前结合患者病史及检查结果，考虑吻合口漏可能，且漏口较大。积极术前准备，急诊拟剖腹探查，明确吻合口漏，腹盆腔清创引流，横结肠行双腔造瘘术。

术后转入 ICU，监测患者生命体征，注意患者一般状况，术后高坡卧位；禁食水、营养支持等对症处理 ； 给予抗感染，监测体温、血象、腹部症状体征等改变及腹腔引流、腹部切口渗出情况；维持内环境稳定，注意电解质变化。

剖腹探查术后第 9 天转入普通病房，腹部切口愈合良好，无化脓及渗出。吻合口后引流管及皮下引流管见少量淡血性液，吻合口前引流管可见少量黄色浆液性液。回肠造瘘有排气、排便，可见黄色粪便，会阴接肛管，引流袋内见气体及淡红色血性液体。给予患者 TPN 营养支持，抑酸、抗感染对症治疗。

病例分析

本例患者重点为术后出现吻合口漏，针对此并发症的诊断和治疗是临床工作中的重点及难点。

吻合口漏目前分级标准为：A. 无须特殊处理；B. 需要干预但无须再次开腹手术；C. 需要再次进行开腹手术。此种分级方法较为简单可行。术后出现以下表现时应高度怀疑吻合口漏的出现：①术后早期出现便血；②术后早期出现高热；③肛周疼痛；④腹胀明显。此时应该采取积极的治疗措施，不要有侥幸心理。及时发现吻合口漏是避免出现严重临床后果的关键。

病例点评

消化道吻合口漏是伴随外科医生的永远话题，其预防重点还是要在手术中保证吻合口血运良好，同时吻合后肠管无张力。同时吻合口处引流管要放置妥当。笔者经验是要将引流管沿腹壁弧度放置过吻合口远端。

　　术后出现非常规临床表现时，应首先怀疑是否有吻合口漏的存在，同时要行相应检查明确。早发现是关键。临床中很多吻合口漏的表现很不明确，即使行多种辅助检查仍不能明确。此时不要轻易放弃吻合口漏的可能。出现吻合口漏之后，要积极保守治疗。如疗效欠佳，应果断行剖腹探查。

031
右半结肠癌根治术后吻合口漏一例

📋 病历摘要

患者一般情况： 患者，男性，52岁。主因"间断右下腹不适10天，疼痛伴恶心17小时"入院。

现病史： 患者于10天前自觉无明显诱因出现间断下腹部不适，19小时前进食柿饼后出现腹痛症状，表现为间断性弥漫性全腹疼痛，后转为右下腹剧烈绞痛，站立时可缓解，平卧时症状加重，伴恶心，有排气、排便，无呕吐、腹胀，无发热，无呕血、黑便。CT示：升结肠中段浸润型肠癌，浸润全层，盲肠及远段回肠梗阻性扩张（$T_3N_0M_0$）。拟"升结肠癌"收住我科。

既往史：30 年前诊断甲亢，经治疗现已痊愈。

查体：腹部触诊柔软，右侧腹部压痛，右下腹压痛明显，反跳痛可疑阳性，未及包块，余腹部查体未见明确阳性体征。

实验室检查：CEA 11.77 ng/ml，AFP 7.65 ng/ml，CA199 125.70 U/ml，CA125 6.30 U/ml，CA724 18.66 U/ml。

影像学检查（图 31-1）

腹盆腔 CT 提示：升结肠中段浸润型肠癌，浸润全层，伴相邻肿瘤沉积可能大，盲肠及远段回肠梗阻性扩张（$T_3N_0M_x$）。

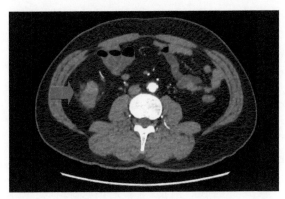

图 31-1　腹部 CT：箭头所示为直肠壁增厚，癌变

胃肠镜检查（图 31-2）：电子结肠镜提示：距肛门约 70 cm 处升结肠可见一环肠腔生长肿物，致管腔狭窄，表面凹凸不平。考虑升结肠癌。

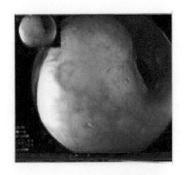

图 31-2　电子检查镜检查

术前病理：[升结肠（4碎）] 针尖粟粒大结肠黏膜组织 4 块，腺癌浸润。

诊断：升结肠癌（$T_3N_0M_0$）。急性不完全性肠梗阻。陈旧性肺结核。

诊疗经过

术前检查准备情况：患者入院后积极完善相关术前检查及准备，未见明显手术禁忌。术者医师已看过患者及病情资料，认为升结肠癌（$T_{4a}N_1M_0$）诊断明确，有手术指征，拟在全麻下行腹腔镜下右半结肠癌根治术。

手术情况：患者于 2017 年 12 月 11 日在全麻下行"腹腔镜下右半结肠癌根治术"。术中探查：升结肠可见肿物直径约 8 cm，可见侵透浆膜，肿瘤与肝脏无粘连，肿瘤与右肾脂肪囊无粘连，肿瘤与腹壁无粘连。腹腔、盆腔、肝脏等未见转移结节。手术过程顺利，术后静脉镇痛。

术后病理：结肠溃疡型低分化腺癌，部分呈印戒细胞癌。癌瘤侵透肌层，灶性侵及浆膜层。肠系膜淋巴结 9/22 枚见癌转移。升结肠癌（$T_3N_0M_0$，ⅢC 期）。

术后恢复情况

术后第 1 天，主诉伤口轻度疼痛，未排气、排便。肝下引流 100 ml，吻合口下引流 50 ml，淡粉色，清亮。查体：生命体征平稳，腹软，叩诊鼓音，肠鸣音 2 次/分，稍弱。继续给予营养支持、抑酸、生长抑素、抗生素等治疗，拔除导尿管，鼓励早期下床活动和拍背排痰。

术后第 2 天，主诉腹痛，为绞痛，未排气、排便。肝下引流 100 ml，吻合口下引流 20 ml，引流液颜色浑浊。查体：生命体征平稳，腹平坦，右上腹压痛明显，反跳痛可疑，肠鸣音较弱，2 次 / 分。

查血白细胞较前升高，急查 CT 腹腔未见明显积液，吻合口周围可，引流管淀粉酶 2294 U/L。考虑胰腺内瘘可能。患者术后第 3 天，引流管颜色淡绿色，浑浊。考虑吻合口漏。

术后辅助治疗情况

（1）禁食水、营养支持，再次留置导尿管。

（2）抑酸、生长抑素。

（3）经验性应用广谱抗生素，根据引流液培养及药敏结果调整抗生素。

（4）给予退热、灌肠促胃肠动力恢复等对症处理。

（5）监测感染指标，监测引流液量、性质及引流液淀粉酶，间断复查 B 超。

术后 4～9 天患者间断发热，引流量波动于 100～600 ml，较浑浊。腹痛逐渐较前好转（图 31-3）。术后 2 周，患者无明显不适主诉，引流量较少，进食半流食后无腹胀、腹痛，无恶心、呕吐，肛门排气、排便通畅，无明显咳嗽，无发热。

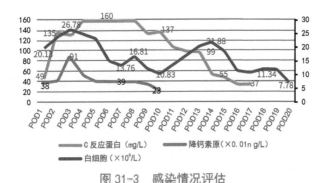

图 31-3　感染情况评估

病例分析

此病例为右半结肠切除术后出现吻合口漏的严重并发症。吻合口漏出现后首先要明确分级,同时尽量行相关检查明确吻合口漏的部位。同时首选保守治疗,同时密切关注病情变化。吻合口漏可以分为:A级,无须特别处理;B级:需要干预但无须再行开腹手术;C级:需要再次进行开腹手术。本例为B级吻合口漏。

在临床工作中,A级吻合口漏很少被诊断,可能和外科医生的"自信"有关。当出现B级或C级吻合口漏时,笔者认为应该积极对待,及时行手术探查并作肠造漏,同时清除腹腔内感染病灶,尽早阻断吻合口漏的病理生理进程,挽救患者生命。

病例点评

吻合口漏的报道最早可追溯到19世纪。吻合口漏的定义在不同时期有不同表述方式。2017年,Boyce等将吻合口漏简单定义为任何临床或影像学证实的吻合口缺损。比较新的认识将吻合口漏定义为一组临床相关的综合征,如2017年,国际taTME协作组的定义使用的术语是吻合失败(anastomotic failure),包括吻合口早期或迟发性漏、盆腔脓肿、吻合口漏、慢性窦道形成或吻合口狭窄。

吻合口漏在结直肠术后是一严重且常见的并发症,笔者认为其关键是及时怀疑并明确是否存在吻合口漏,并积极治疗。很多悲剧往往是术者不愿接受术后出现吻合口漏的事实,没有第一时间行吻合口漏的相关检查及治疗造成的。

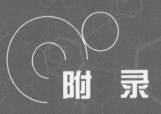

附　录

首都医科大学附属北京友谊医院简介

　　首都医科大学附属北京友谊医院始建于 1952 年，原名为北京苏联红十字医院，是中华人民共和国成立后，在苏联政府和苏联红十字会援助下，由党和政府建立的第一所大型医院。1954 年位于西城区的新院址落成时，毛泽东、周恩来、刘少奇、朱德等老一辈革命家为医院亲笔题词。毛泽东主席特别题词"减少人民的疾病，提高人民的健康水平"。

　　1957 年 3 月，苏联政府将医院正式移交我国政府，周恩来总理亲自来院参加了移交仪式。1970 年，周总理亲自为医院命名为"北京友谊医院"。

笔记

德高望重的老一辈医学专家为北京友谊医院的创建和发展做出了无私的奉献，包括钟惠澜教授，中国科学院生物学部委员，我国第一位热带病学家；王宝恩教授，第一个在国际上提出并首先证明了早期肝硬化的可逆性；李桓英研究员，著名麻风病防治专家，获国家科技进步一等奖；祝寿河教授，儿科专家，第一个提出654-2可以改善病儿微循环功能障碍；于惠元教授，施行了我国第一例人体亲属肾移植手术。

目前，首都医科大学附属北京友谊医院是集医疗、教学、科研、预防和保健为一体的北京市属三级甲等综合医院，是首都医科大学第二临床医学院。医院设有西城院区和通州院区，其中通州院区位于北京城市副中心。拥有硕士培养点 31 个、博士培养点 27 个。研究生导师 137 名；教授、副教授近 140 名。近 60 名教授在中华医学会各专业学会、北京分会及国家级杂志担任副主委以上职务。

医院综合优势明显，专业特色突出，共有临床医技科室 54 个。胃肠、食管、肝胆、胰腺疾病诊治，肝移植，泌尿系统疾病诊治，肾移植，血液净化，热带病、寄生虫及中西医结合诊治是医院的专业特色。消化内科、临床护理、地方病（热带医学）、普通外科、重症医学科、检验科、病理科、老年医学等临床医学专业获批国家临床重点专科项目，医院设有北京市临床医学研究所、北京热带医学研究所、北京市中西医结合研究所和北京市卫生局泌尿外科研究所，拥有消化疾病癌前病变、热带病防治研究、肝硬化转化医学、移植耐受与器官保护 4 个北京市重点实验室。

建院以来，医院得到了各级党委和政府的支持鼓励与悉心指导，也牢记着党和政府及人民群众的殷切希望与盈盈嘱托。在"仁爱博精"的院训精神指引下，医院始终坚持"全心全意为患者服务"，服务首都，辐射全国，大力加强人才队伍建设和医院文化建设，努力使患者信任、职工满意、政府放心。